三高专家进社区

高血压

健康管理百问百答

徐涛 张二苗 主编

化学工业出版社

内容简介

本书是河北省创新能力提升计划项目科学普及专项图书，分为五篇：基础知识篇、症状篇、检查与诊断篇、药物治疗篇、自我康复篇。特别对高血压的最新诊断方法及中西医治疗、饮食调养、运动健身等进行了全面系统的介绍。该书内容丰富，方法简便易行，实用性强，是广大高血压患者及家属的参考用书，也可供基层医务人员借鉴。

图书在版编目（CIP）数据

高血压健康管理百问百答 / 徐涛，张二苗主编 . —
北京：化学工业出版社，2021.10
ISBN 978-7-122-40259-2

Ⅰ. ①高… Ⅱ. ①徐… ②张… Ⅲ. ①高血压-防治
-问题解答 Ⅳ. ①R544.1-44

中国版本图书馆 CIP 数据核字（2021）第 226720 号

责任编辑：李少华　　　　　　装帧设计：张　辉
责任校对：王　静

出版发行：化学工业出版社
　　　　（北京市东城区青年湖南街 13 号　邮政编码 100011）
印　　装：三河市延风印装有限公司
850mm×1168mm　1/32　印张 6　字数 158 千字
2022 年 1 月北京第 1 版第 1 次印刷

购书咨询：010-64518888　　售后服务：010-64518899
网　　址：http://www.cip.com.cn
凡购买本书，如有缺损质量问题，本社销售中心负责调换。

定　　价：29.80 元　　　　　　　　　版权所有　违者必究

本书编写人员

主　编　徐　涛　张二苗

副主编　沈凤英　杨志绢　郝丽丽

编　者　崔培雪　孙　颖　谷文明
　　　　高　倩　李秀梅

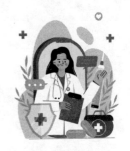

　　经济的快速增长，生活水平的提高，不仅给我们带来了繁荣和便利，也同时在不知不觉中改变了我们的生活方式。拥有高热量饮食、长期精神紧张、吸烟、过量饮酒、体力活动不足等不良生活方式人群数量迅速扩大，使得高血压的患病率大幅提高。

　　2015年中国高血压患者约2亿人，这个数字还在继续增长，由高血压导致的心脑血管病已成为国内第一位的死亡病因，其合并症及并发症也为患者家庭带来巨大的经济负担。近年来，政府和各类医疗机构虽然做了大量的工作，使我国高血压患者的知晓率、治疗率和控制率明显提高，分别为51.6%、45.8%和16.8%，但总体仍处于较低的水平。

　　高血压的治疗和管理如果仅仅依靠政府和医疗机构来实现显然是不现实的，如何将高血压系统管理方案，即生活方式调整、药物治疗、健康教育科普化，让中国高血压患者读懂并能参照标准自我管理，已成为我国重要的公共卫生课题。为此，我们编写了这本《高血压健康管理百问百答》，在本书中，我们将您关心的高血压的定义、分类、合并症、并发症、药物治疗及生活方式的调整以问答的形式提供给您，由衷地期盼您通过阅读，将思考转换为行动，从现在做起，纠正不良生活习惯，将血压严格控制达标，防止发生高血压并发症，逆转已有的脏器损害，阻止病情的进一步发展，避免心脑血管事件发生，拥有一个健康的人生。

由于编写水平有限，难免有不足之处，敬请广大读者批评指正。

编者
2021 年 9 月

目录　CONTENTS

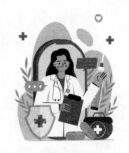

基础知识篇

症状篇

检查与诊断篇

药物治疗篇

自我康复篇

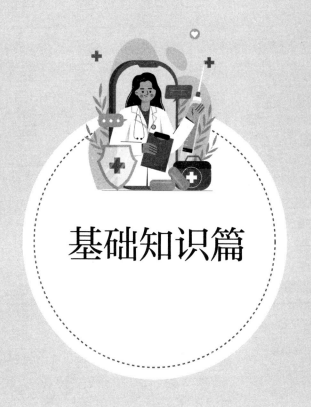

基础知识篇

　　我国高血压患者已达2亿以上，随着人口老龄化加速，患病人群不断攀升。但目前我国高血压知晓率、治疗率和控制率均偏低，高血压防治需要医师和患者共同努力来实现，患者需要自己学习有关高血压病的知识，认识疾病，积极预防，规范治疗。高血压可防可控，血压控制好，就可以享受到与正常人同样的人生。本篇将对血压及高血压的相关知识做一概述，以协助广大患者对高血压有一初步认识并学会正确的监测血压。

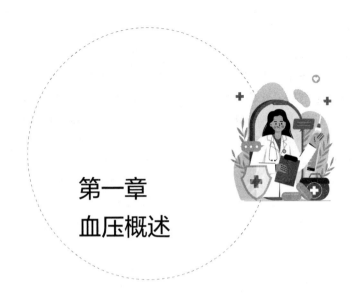

第一章
血压概述

第一节　什么是血压

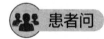

患者问

　　大夫，家里孩子给买了血压计，但我不会用，他们告诉我测量胳膊血压就可以，血压到底是什么，为什么测量胳膊就能获得？

医师答

　　血压，顾名思义，是血管内血液对管腔的压力，首先血液在血管中贮存、流动，通过心脏泵血功能完成血液循环，如同潮水涨落有高有低。心脏收缩时将血液泵入血管，如同海浪冲击沙滩，血管壁受到的压力好比沙滩受到海浪冲击力，压力很高，即为收缩压；当海浪退去，心室舒张，血管壁压力减小，即为舒张压。血液在血管内流动，对血管壁产生侧压力，称之为"血压"。它是推动血液在血管内流动的动力，是人体最重要的生命体征之一。血压测量结果通常使用收缩压（高压）/舒张压（低压）这样的方式表达。

　　人的血管分为动脉、静脉、毛细血管三部分，因此血压也分为动脉血压、静脉血压、毛细血管血压。静脉血压因为数值很低，用血压计是测不出来的，我们常说的血压是指动脉血压，通过血压计测量上臂肱动脉压力而间接获得，或将动脉导管置入动脉内直接获得血压值。

　　通常所说的动脉血压包含收缩压和舒张压两个数值。心脏收缩，心脏的瓣膜开放，血液从心室流入动脉，此时血液对大动脉内的压力最高，称为收缩压，也就是我们通常所说的"高压"。左心室舒张，心脏和动脉之间的瓣膜关闭，动脉血管弹性回缩，血液仍慢慢继续向前流动，但血压下降，大动脉里压力最低，此时的压力称为舒张压，也就是通常所说的"低压"。收缩压和舒张压之间的差值称为"脉压"，平均动脉压则是一个心动周期中每一瞬间动脉血压的平均值，由于心动周期中舒张期大于收缩期，故平均动脉压不等于收缩压与舒张压之和的平均值，而大约等于舒张压加1/3脉压。

　　目前我国规定正常成人收缩压90～139mmHg，舒张压60～89mmHg，人体血压并不是固定不变的，而是随着各种活动变化而自我调节，如年龄、昼夜、环境、体位、情绪等。

第二节　动脉血压是如何形成的

　　大夫，是不是血管里血液越多，血压越高，血液能周而复始流动凭借的外力是什么？

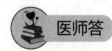

　　动脉血压的形成因素包括心血管系统内血液充盈、心脏射血和

外周血管阻力。

一、充满血液的心血管系统

首先整个心血管系统中要充满持续不断流动着的血液，循环系统中血液充盈程度可用平均充盈压来表示。在动物实验中，使心脏暂停射血，血流暂停，在全身各血管中压力很快取得平衡，且测的数值相同，该压力数值即循环系统平均充盈压。它取决于周身血量和循环系统容量，容量不变时，血液的多少决定血压的高低，血液量越多，血压越高；血液量越少，血压越低。人类循环系统平均充盈压大约为 7mmHg。

二、心脏射血形成的推动力

心脏活动分为收缩、舒张两种方式，心脏收缩时产生的强大挤压力是血压形成的最基本因素。这部分力所释放的能量，一部分成为推动血液迅速流动的动能，另一部分转化为势能扩张大动脉血管壁，所以心脏收缩力越强，血压越高；心脏收缩力减弱时，血压相应降低。在心脏舒张时，扩张的大动脉管壁回缩，将势能转变为动能，使血液继续向前流动，保证舒张期血压不至于太低，使血压维持一定水平，将心脏间断射血变为持续血液流动。

三、外周血管阻力

主要是指小、微动脉对血流的阻力，与动脉血压成正比。假设仅存在心脏射血，没有外周血管阻力，那么心室收缩射入大动脉的血液将全部流向外周，则不能形成血压，所以血压形成与外周血管阻力密不可分，正是由于外周阻力的存在，在心室收缩期仅约 1/3 血液流至外周，2/3 血液暂时贮存在大动脉内，从而使血压升高。血管的外周阻力主要与血管管腔的大小、血管的弹性及张力、血液流动时与血管壁间产生的摩擦力，血液流动形式为层流或者湍流，血液的粘稠程度等因素相关。

第三节　影响血压变化的因素

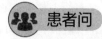

大夫，都说120/80mmHg是理想血压，可是我每次测量血压都不一致，有时候比这个血压偏低，有时候偏高，不过都差不太多，这是为什么？

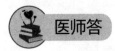

以下因素都能影响动脉血压。

一、心排血量的多少

心排血量多，血压升高，反之则血压下降。心输出量的多少决定于每搏输出量和每分钟的心搏频率。如心率和外周阻力不变，每搏输出量增加则收缩期射入主动脉内的血量增多，动脉管壁所受张力加大，收缩压明显升高，由于血压升高，血液流速加快，大动脉内增加的血量大部分可在心脏舒张期流向外周，因此舒张压增加幅度较低，因而脉搏压加大。收缩压主要反映每搏输出量的多少。

二、心率

如每搏输出量和外周阻力不变而心率增加，一般对舒张压影响大于收缩压，心率增加使心室舒张期缩短，在心脏舒张期流向外周的血液就减少，故心脏舒张期末主动脉内残留的血量增多，舒张压升高。舒张期末主动脉内存留血量的增多使收缩期动脉内的血量增多，收缩压也相应升高，但由于血压升高可使血流速度加快，在心脏收缩期亦有较多的血液流向外周，因此收缩压升高不如舒张压升高显著，此时脉压反而减小。

三、外周血管阻力

外周血管阻力的改变对收缩压和舒张压都有影响，但对舒张压的影响更为明显。当心输出量不变，外周阻力减小，动脉血流速加快，舒张期末动脉残存血液减少，舒张压降低幅度大于收缩压，脉搏压加大。外周阻力加大，动脉血流速减慢，舒张期末动脉存血增多，使舒张压升高，脉搏压减小。可见舒张压的高低可以反映外周阻力的大小。高血压患者由于动脉硬化会使外周血管阻力过高，从而导致动脉血压特别是舒张压显著升高。

四、主动脉和大动脉顺应性

主动脉和大动脉顺应性可理解为弹性，如同弹簧对于外力的回缩力，主动脉及其发出的最大分支血管被称为弹性贮器血管，有缓冲动脉血压升高的作用，可以降低脉搏压，在健康成年人正常动脉血压的保持中起一定作用。随着年龄增长，大血管出现胶原沉积、平滑肌细胞增生、管壁增厚、弹性纤维断裂等变化导致血管硬化，可扩张性减少，使动脉血压波动幅度明显增大。

五、循环血量与心血管容积比例

正常情况下，循环血量与心血管容积基本适应，是维持血压相对稳定的必要条件，可维持约 7mmHg 的循环平均压。这一数值在正常生理情况下变动不大，但在严重失血时，如失血量超过机体血容量的 30%，循环血量不能维持心血管系统的充盈状态，体循环平均动脉压将下降到不能推动足够的血量回心。由于回心血量不足，会使心排血量减少，严重时血压可减少到 0mmHg，血压测不出来。如果血管容积明显增大而循环血量不变，也将导致动脉血压下降。

以上因素在正常情况下相辅相成、相互影响，共同调节血压变化。同时血压还与个体年龄、精神状态、生活节奏、饮食习惯、药物、遗传、天气变化等等相关。

第四节 人体怎样调节血压

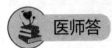 患者问

大夫，我每天早晨起来血压都偏高，睡觉前血压偏低，躺下和站立的血压也不一致，这是为什么？

医师答

在整体情况下，影响血压的主要因素是在中枢神经系统的整合作用下进行活动的，另外还涉及肾上腺及垂体等激素分泌、肾功能状态和体液平衡等因素的影响。人体在多种刺激下可出现血压的波动，但通过神经体液的调节机制总能保持动脉血压的稳定。按照调节恢复的速度，血压调节机制可分为快速调节机制和缓慢调节机制。

一、快速调节机制

作用迅速，在血压突然改变数秒钟后就开始作用。包括以下两点。

1. 动脉压力感受器反射

动脉压力感受器反射是位于人体颈动脉窦和主动脉弓血管壁上小的压力感受器兴奋，随之发放神经冲动，分别沿窦神经（加入舌咽神经）和主动脉神经（加入迷走神经）这两条传入神经通路传至延髓心血管中枢，中枢发出指令使心迷走神经紧张加强，而交感神经紧张减弱，其效应是心率减慢，血管舒张，外周阻力减小，从而使血压降低，故又称减压反射。

2. 化学感受器引起的反射

血中氧分压降低或二氧化碳分压升高时刺激位于颈动脉体和主动脉体的化学感受器，神经冲动经窦神经和迷走神经这两条传入神

经通路传入延髓心血管中枢，中枢发出指令，反射性地引起呼吸加深、加快和机体反射性血压升高。其中，颈动脉体主要调节呼吸，而主动脉体在血压的变化调节方面较为重要。

二、长期缓慢调节机制

血压快速调节机制一般在数小时或数月内由于适应而失效。在血压长期调节中要依靠肾脏-体液-压力调节机制，这种机制包括通过调节血量所产生的血压调节作用以及由肾素-血管紧张素-醛固酮系统对肾功能的调节作用，其中也有负反馈作用。当血压下降时，肾脏的排尿量减少，体液得到保存，部分进入循环系统使得血容量增加，使静脉回心血量和输出量都增加，从而导致血压的回升。在血压过高时肾脏的排尿量增加，使一般体液和血液都减少，静脉回心血量和心输出也随之减少，结果引起血压的下降。这种调节机制在血压未恢复正常以前，可以长期起有效调节血量和血压的作用。

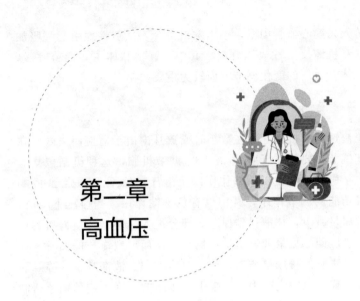

第二章
高血压

　　患者在诊所所测量到的只是就诊时的即刻血压，往往不能完整反映患者的真实情况，因此医师存在对患者血压认识上的"盲区"，即不能反应 24h 的血压波动情况、不能发现白大衣高血压和隐匿性高血压等，导致高血压患者的漏诊和误诊，对患者整体心血管风险关注不足。所以正确认识高血压至关重要。

第一节　正确认识高血压

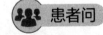 患者问

　　大夫，我平时血压都在 110～120/60～70mmHg，最近睡眠不好，今天早晨一量血压 150/90mmHg，这算高血压吗？

 医师答

　　高血压定义为未使用降压药物的情况下，诊室测量安静休息坐

位时上臂肱动脉部位血压，一般需不同日测量三次血压值，收缩压均≥140mmHg 和（或）舒张压≥90mmHg。患者既往有高血压病史，目前正服用抗高血压药物，血压虽低于 140/90mmHg，也应诊断为高血压。

临床上按发病原因是否明确可分为原发性高血压和继发性高血压两大类。根据血压水平分为正常血压，正常高值血压，1、2、3 级高血压，单纯性收缩期高血压；还根据危险因素、靶器官损伤和所伴随临床疾病进行危险分层。

第二节　高血压的分级与心血管危险分层

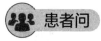

大夫，血压多高就算高血压，血压越高对身体危害越大是吗？

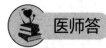

根据《2020 国际高血压学会全球高血压实践指南》将高血压分为 1、2 级。血压水平的定义及分类可见下表 2-1。

表 2-1　血压水平分类和定义

分类	收缩压/mmHg		舒张压/mmHg
正常血压	<130	和	<85
正常高值血压	130~139	和（或）	85~89
高血压	≥140	和（或）	≥90
1 级高血压	140~159	和（或）	90~99
2 级高血压	≥160	和（或）	≥100

注：当收缩压和舒张压分属于不同级别时，以较高的分级为标准。

按心血管风险分层：根据血压水平、心血管危险因素、靶器官损害、临床并发症和糖尿病，分为低危、中危、高危和很高危四个层次，高血压患者心血管风险水平分层见表 2-2。

表 2-2　高血压患者心血管风险水平分层

其他危险因素和病史	高血压		
	1 级	2 级	3 级
无	低危	中危	高危
1～2 个其他危险因素	中危	中危	很高危
≥3 个其他危险因素或靶器官损害	高危	高危	很高危
临床并发症或合并糖尿病	很高危	很高危	很高危

注：1 级高血压为收缩压 140～159mmHg 和（或）舒张压 90～99mmHg；2 级高血压为收缩压 160～179mmHg 和（或）舒张压 100～109mmHg；3 级高血压为收缩压≥180mmHg 和（或）舒张压≥110mmHg。

应依据上表全面评估患者的总体危险，并在危险分层的基础上作出治疗决策。

很高危患者：立即开始对高血压及并存的危险因素和临床情况进行综合治疗。

高危患者：立即开始对高血压及并存的危险因素和临床情况进行药物治疗。

中危患者：先对患者的血压及其他危险因素进行为期数周的观察，评估靶器官损害情况，然后决定是否以及何时开始药物治疗。

低危患者：对患者进行较长时间的观察，反复测量血压，尽可能进行 24h 动态血压监测或家庭血压监测，评估靶器官损害情况，然后决定是否开始药物治疗以及开始药物治疗的时间。

第三节　高血压临床分类

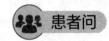

大夫，我听说有的高血压通过做手术就能治愈，我可以做手术来降压吗？省的以后长期吃药了。

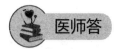

　　这得看是什么类型的高血压，临床上按发病原因是否明确可分为原发性高血压和继发性高血压两大类。

　　原发性高血压是指发病原因不明的高血压，它是以血压升高为主要临床表现，伴或不伴有多种心血管危险因素的综合征。它是遗传因素和环境因素长期作用的结果，其中不健康生活方式如高盐高脂饮食、吸烟饮酒、超重肥胖等在原发性高血压的发病过程中起着至关重要的作用。

　　继发性高血压是指由某些确定的疾病或者病因引起的血压升高。继发性高血压病因繁杂、诊断难度大，及早诊断、查明病因，可通过手术等手段去除病因，明显提高治愈率或延缓病情进展。

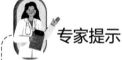

尽早明确原发性高血和继发性高血压很重要

　　继发性高血压占高血压人群的 $5\%\sim10\%$，积极查找出病因，去除原发病，继发性高血压可被治愈或明显缓解。

第四节　常见继发性高血压的类型

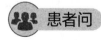

　　大夫，哪些高血压属于可以治愈的，这些高血压又是由什么引起的？

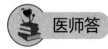

　　继发性高血压病因很多，涉及了多学科内容，尤其是一些少见、

罕见的病因容易被忽视。继发性高血压主要病因分为以下几类：

（1）肾性高血压　肾实质性疾病如肾小球肾炎、狼疮肾炎、间质肾炎、糖尿病肾病等；肾血管性疾病包括肾动脉狭窄、肾梗死、多发性动脉炎等；肾外伤导致肾周围血肿、肾动脉夹层；膀胱输尿管反流等疾病都可引起高血压。

（2）内分泌性高血压　甲状腺疾病包括甲状腺功能亢进、甲状腺功能减退；肾上腺疾病如库欣综合征、嗜铬细胞瘤、原发性醛固酮增多症等；甲状旁腺亢进、垂体瘤等也可引起高血压。

（3）神经源性　如脑部肿瘤、家族性自主神经功能异常等。

（4）机械性血流障碍　主动脉缩窄、主动脉瓣关闭不全等。

（5）呼吸道疾病　阻塞性睡眠呼吸暂停综合征。

（6）外源性　长期口服药物，如大剂量泼尼松、避孕药等。

继发性高血压血压升高呈间断性或持续性中、重度升高，甚至发展为高血压急症或亚急症。原发性高血压多呈"杓型"，即血压在白天高夜间低，早上6点至10点和下午4点到晚上8点，血压各有个高峰，在凌晨时分血压降至最低，形成"双峰一谷"的血压波动图形。而继发性高血压多呈非"杓型"。继发性高血压除血压升高外还有其典型伴随症状或体征，如库欣综合征存在水牛背、向心性肥胖、满月脸等表现；原发性醛固酮增多症患者多呈高血压伴低血钾；嗜铬细胞瘤患者可有面红、出汗、头痛、血压不稳等交感神经兴奋表现；上下肢收缩压相差＞20mmHg、股动脉可闻及杂音、搏动延迟或消失表现的高血压患者提示主动脉缩窄。

第五节　正确认识假性高血压

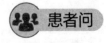

大夫，我父亲用电子血压计每次测量血压都在160～170/80～90mmHg之间，也没有症状，这样好几年了，吃了降压药血压下来了但是他开始心慌、出汗，这该怎么调血压？

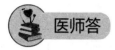 医师答

我们通常所说的血压，是指用血压计从体外间接测量所得到血压值，需要通过气囊施加压力于某一肢体上（上臂的肱动脉）以阻断血流，然后放气，同时监听动脉搏动音，听到动脉搏动音时为收缩压，动脉搏动音消失时为舒张压。如果动脉壁硬化到像硬橡皮管子一样时，不易用一般正常压力来阻断血流，只有用很高的压力才能压扁管道，阻断血流，这种情况下测量的血压是不准确的。近年来研究发现，某些老年患者间接测量血压很高，直接法测量血压却正常，对于普通袖带测得血压值高于血管内直接测得血压值，收缩压高于血管内压力 10mmHg，或舒张压高于血管内压力 15mmHg，对这样的"高血压"称为假性高血压。

假性高血压特点为间接测得血压值很高，但没有心、脑、肾脏等靶器官损害，降压治疗后会出现头晕、乏力、心悸等低血压表现，上肢动脉血压明显高于下肢动脉。该病多见于老年人、严重动脉硬化、长期糖尿病、慢性肾脏病患者。

假性高血压的患者由于脏器的血管也有动脉硬化，因此常伴有脏器供血不足，同时其舒张压也不很高，不易耐受降压治疗，服用抗高血压药物治疗时可能会出现严重并发症。因此这类患者在未确诊前不宜贸然进行降压治疗。确诊后应同时对动脉硬化和脏器供血不足进行治疗，消除动脉硬化的易患因素，从而保护脑、心、肾等重要脏器的功能。

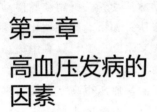

第三章
高血压发病的因素

第一节　什么样的人易患高血压

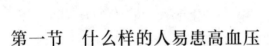

大夫，为啥兄弟姐妹中只有我有高血压，别人都没有，什么样的人容易患高血压？

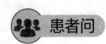

高血压是由环境因素和遗传因素共同作用的疾病，许多因素都可影响高血压的发生和发展，在以下几类人群中高血压发病率偏高。

1. "口味偏重"的人易患高血压

饮食过咸、过于油腻是造成高血压的一个重要原因，据研究，食盐摄入量与收缩压、舒张压升高成正相关，且高血压发病率随食盐消费量的增加而上升。食盐的主要成分是氯化钠，据研究表明，饮食中高钠低钾是血压升高的主要危险因素，摄入食盐过多使得人体内水钠潴留，血容量扩大，心排血量增加，血管阻力增加，心血管负担加大，同时高盐还可造成血管平滑肌对缩血管物质的敏感性，促使血压升高。限制食盐摄入量可有效降低血压，减少高血压发病率。

2.情绪激动、精神紧张的人易患高血压

脾气暴躁、精神紧张、缺乏体育锻炼、长期从事脑力劳动的人群，长时间精神压力过大，在外界因素长期、反复刺激下，人处在精神应激状态中，大脑皮质兴奋，交感神经活性增强，肾上腺素、去甲肾上腺素、血管紧张素等物质释放增加，引起血管收缩，继发性血管平滑肌肥大，导致血压处于高水平状态。一项研究表明，惊恐障碍和惊恐发作是顽固性高血压危险因素之一，此类人群如患高血压，药物治疗和心理调节同时进行效果较好。

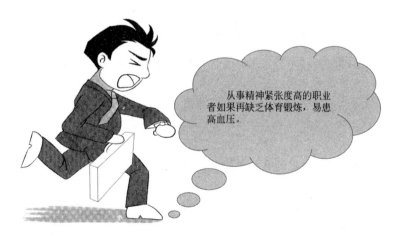

从事精神紧张度高的职业者如果再缺乏体育锻炼，易患高血压。

3.肥胖者易患高血压

肥胖与高血压密切相关，体重指数（BMI）偏高为高血压危险因素之一。肥胖者容易患高血压，身体超重的程度与高血压的发生也有关系，体重越重，患高血压的危险性也就越大。人群调查研究发现，BMI正常人群高血压患病率约为30%，而肥胖人群为59%。这可能与肥胖者肾素-血管紧张素-醛固酮系统激活、人体代谢紊乱、

睡眠呼吸暂停等因素相关。

另外有研究发现，高血压不仅与肥胖相关，与身体脂肪分布特点也密切相连，腹部脂肪聚集越多，血压相应越高，向心性肥胖人群高血压患病率也高于一般人群。随着经济生活水平提高，我国超重和肥胖人群明显增加，高血压患病率也随之增长。

专家提示

瘦人患高血压的危险性大不大

有钱难买老来瘦，但对于高血压患者来说，并非越瘦越安全。虽然相对来说，肥胖者比瘦人更容易患高血压，但并不意味着瘦人与高血压无缘，也不意味着患高血压后瘦人比肥胖者出现其他心血管疾病的概率低；相反，前者的病情发展有时会更严重。

由于瘦人平时觉得自己很安全，因此常会忽视血压测量，甚至出现头痛、头晕等症状时也不会想到去测量一下血压。往往在他们知道自己患高血压时，病情发展已进入了高血压的第二期甚至第三期，可能已经发生了心、脑、肾等靶器官的损害。从这个意义上说，瘦人患高血压有时更危险。因此，体型偏瘦的人不要忽视对自身血压的定期监测。

肥胖者容易患高血压的原因主要有以下几方面。

（1）血液总容量增高　肥胖者的血液总容量增高，心脏的输出量增多，每分钟排入血管的血量增加，这是造成肥胖者易患高血压的重要原因。

（2）高胰岛素血症　肥胖者常多食，他们血液中的胰岛素水平常高于不胖的人，这种多食和高胰岛素血症能刺激交感神经功能，使血管收缩，从而增大了外周血管阻力，造成血压升高。高胰岛素血症引起肾脏对钠的回吸收增多，增加血液容量，也可使血压升高。

（3）代谢综合征　必须引起注意的是，与正常体重的高血压患者相比，肥胖高血压患者同时还容易合并脂质代谢异常和糖尿病，加之肥胖者的体力活动相对较少，所以动脉硬化的发生率大大提高了，变硬的血管就难以随着血液的排入而扩张，导致血压进一步升高。然而，部分患者经过减肥，高血压是可以明显减轻甚至完全恢复正常的。在降低血压的同时，减肥还可以减轻糖尿病和脂质代谢异常，并增强体质，也会大大降低患心脑血管疾病的概率。如果减肥仍不能使血压降至正常，就应该用降压药控制血压。

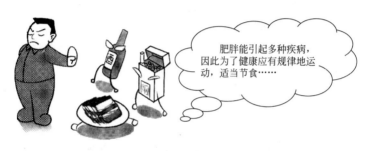

肥胖能引起多种疾病，因此为了健康应有规律地运动，适当节食……

4. 喜欢吸烟、酗酒的人易患高血压

吸烟不仅容易引起呼吸道疾病，而且可导致心率加快，引发高血压、冠心病等危险性疾病。研究者指出，血压变动是由烟草中的尼古丁引起的。尼古丁能刺激心脏，使心跳加快，心肌耗氧量增加，动脉血管收缩，血压升高，还可导致血液内脂肪类物质增加，进一步诱发动脉硬化，促进高血压发展；另外，吸烟可减慢血流速度，诱发血栓形成，使高血压患者心血管危险程度增加。

过量饮酒也是高血压发病的危险因素之一。研究表明，高血压患病率随着饮酒量增加而上升，虽然少量饮酒后短时间内血压会有所下降，但长期少量饮酒可使血压轻度升高，过量饮酒则使血压明显升高，并加重高血压对心脑血管的损害。饮酒后可使血管舒张，血流加速，暂时性引起血压下降，但酒精使心率加速，心脏做功增加，加重心脏负荷，长时间内导致血压升高。饮酒还会降低降压药物治疗的效果，而过量饮酒可诱发脑出血或心肌梗死等心血管疾病。

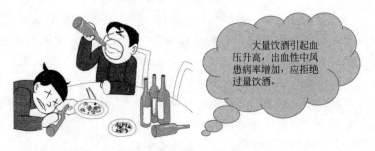

大量饮酒引起血压升高，出血性中风患病率增加，应拒绝过量饮酒。

5. 患有糖尿病、肾病人群容易合并高血压

（1）糖尿病是一种代谢性疾病，除糖代谢异常外，脂肪、蛋白质、水、电解质代谢均存在异常。

首先，糖尿病、高血压都与高脂血症有关，并且可能存在共同的遗传基因；糖尿病对具有升压作用的血管紧张素敏感；糖尿病易引起肾损害，而糖尿病肾损害可致血压升高。

其次，糖尿患者血糖高，血黏度高，血管壁受损、血管阻力变大易引起高血压。

另外，除了糖尿病肾病引起的肾性高血压之外，就是在 2 型糖尿病患者中普遍存在的胰岛素抵抗，所谓胰岛素抵抗是指胰岛素不能发挥正常作用，血糖升高引起糖尿病，而高血糖又会刺激胰岛分泌更多的胰岛素出现高胰岛素血症，从而引起高血压、高脂血症、肥胖，甚至心肌梗死、脑卒中等疾病。

 专家提示

高血压患者胃口特别好，但体重反而减轻，说明什么？

高血压患者多饮、多食，反而体重减轻，应警惕是否患有糖尿病或是甲状腺功能亢进。糖尿病早期多起病隐匿，不容易被发现，而糖尿病所引起的全身疲乏无力、心慌、脾气暴躁容易与高血压相混淆。甲状腺功能亢进所致的机体高代谢状态也可以使胃口好，而体重减轻。

（2）肾脏病怎么会引起高血压？

首先是因为肾素、血管紧张素在起作用。当肾脏或肾脏血管发生病变时，血管紧张素的分泌量就会骤增，导致全身小动脉痉挛、小动脉阻力增加，从而引发高血压。

其次，肾脏发生病变后其排泄人体内水、钠的功能会减弱甚至丧失，造成水钠在体内潴留，导致血容量增多引起肾性高血压。

此外，肾脏病患者往往会出现交感神经兴奋，这也是引发高血压的因素之一。因此，糖尿病、肾病和高血压一般都会同时存在，相互影响。

6. 中老年人群高血压患者偏多

高血压可发病于任何年龄，但患病率随着年龄增加而升高，主要与老年人动脉粥样硬化、外周血管阻力升高、血压调节机制障碍、细胞外容量增加等因素相关，以收缩压的增高为显著特征，血压波动大。统计数据表明，我国 60 岁及以上老年人高血压的患病率近 50％。

专家提示

高血压患病率与年龄大小有关吗？

高血压的患病率与年龄有很大关系，年龄越高，患高血压的比例也越高。据统计资料表明，我国 ≥65 岁老年人群，高血压患病率为 49％～57％，≥80 岁的老年人群，高血压患病率为 65.6％。

7. 家族中有高血压患者的人群易患高血压

高血压发病呈现家族聚集性，证实了遗传因素在高血压发病过程中占据一席之位。目前认为，高血压是一种多病因的多基因遗传病，只有极小比例的高血压是单基因疾病，绝大多数高血压是多基因与环境共同作用导致的。

许多资料数据表明，高血压具有极强的遗传倾向性，父母血压高的，孩子也容易得高血压。父母均患有高血压，子女的发病概率高达46%，父母血压正常，子女发病率仅为3%。60%的高血压患者可询问到有高血压家族史。研究表明，个体间血压差异70%是由环境因素及环境与基因相互作用造成的。遗传因素在原发性和继发性高血压发病过程中均发挥一定作用。

第二节　高血压与更年期有关系吗

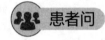

大夫，我今年52岁，最近总是心慌、心烦、失眠、多汗，血压也偏高，它们之间有关系吗？

医师答

数据显示，女性＞50岁后高血压患病率明显上升，围绝经期（更年期）高血压是高血压的一种特殊类型，在女性绝经前后一段时间内，随着生理、心理变化，内分泌功能紊乱，出现的血压升高，叫作更年期高血压，是更年期综合征中的症状之一。更年期高血压一般是收缩压上升，舒张压改变较少或没有改变，血压波动大。

更年期高血压主要是由于女性更年期卵巢功能衰退，雌激素水平降低，雄激素水平上升，肾素-血管紧张素-醛固酮系统激活，代谢功能紊乱，导致内分泌失调，自主神经功能紊乱，引起失眠、情绪不稳、烦躁不安等，造成血压波动。具体表现为血压不稳定，波动明显，症状有多变性，同时伴有眩晕、头痛、耳鸣、眼花、健忘、失眠多梦，易惊醒，或烦躁、乏力、易疲劳、易激动、注意力不集中、腰膝酸软，甚至出现上热下寒（头怕热、下肢发凉）、尿少、四肢肿大等症状。这种因为某些疾病或功能失调引起的高血压称为症状性高血压。

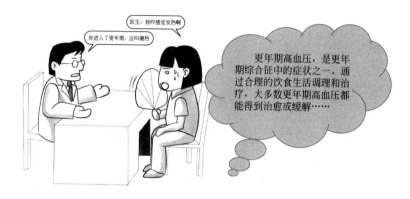

医生，我咋感觉发热啊

你进入了更年期，这叫潮热

更年期高血压，是更年期综合征中的症状之一。通过合理的饮食生活调理和治疗，大多数更年期高血压都能得到治愈或缓解……

第三节　高血压与甲状腺疾病有关系吗

　患者问

大夫，我近期总是饿、吃得多、腹泻，来医院查说是甲状腺功能亢进，量血压还发现血压高了，甲状腺功能亢进会引起高血压吗？

医师答

甲状腺疾病可有血压升高的表现，特别是甲状腺功能亢进（甲亢），过多甲状腺激素对心脏的兴奋和刺激，使心肌耗氧量增加，心脏负担加重，可出现一系列心血管症状。当出现以单纯性收缩期高血压或收缩压升高为主，同时合并双眼突出、甲状腺肿大、心悸、易饥、多食、消瘦等表现时，要注意测定甲状腺功能情况。

甲亢患者的心血管系统临床表现为心悸、胸闷、气短，活动后明显增甚等。体检时可有心率增快，每分钟 100～120 次，睡眠和安静时心率仍快为其特征。心脏搏动增强，第一心音亢进，心尖区可闻及Ⅰ～Ⅱ级的收缩期杂音。心搏出量增加可致收缩压增高，外周血管扩张，血管阻力下降，可致舒张压下降，出现脉压差增大征，这是甲亢高血压区别于高血压的一个特点。本病尚可出现心律失常、心脏扩大、心力衰竭等甲亢性心脏病的表现。

专家提示

脉压差过大的原因是什么

收缩压与舒张压之间的压差值称为脉压差，一般情况下，正常人的脉压差为 20～60mmHg（2.67～8.0kPa），大于 60mmHg 的就为脉压差过大，小于 20mmHg 的则为过小。

脉压差过大见于动脉瓣关闭不全、主动脉硬化、甲亢、严重贫血、风湿性心脏病、部分先天性心脏病与高血压心脏病等。主要分为以下几个方面。

1. 患高血压及动脉硬化，致使动脉壁弹性减弱，收缩压升高，而舒张压降低。

2. 长期患高血压，致使心肌超负荷运转，造成心脏扩大或动脉瓣关闭不全。

3. 患甲状腺功能亢进（甲亢）或严重贫血，可造成心脏高动力循环状态，心排量增加，收缩压升高。

第四节　贫血和高血压有关系吗

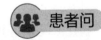

大夫，我贫血好几年了，最近发现血压高了，贫血应该低血压，为什么我会得高血压？

很多人认为贫血即为血少，而高血压为血多，所以患有高血压就不会得贫血，这种说法是完全错误的。首先高血压和贫血是各自独立的疾病，高血压是动脉内血液压力增加，贫血为血液中血红蛋白减少，二者彼此独立又相互联系。贫血可引起血压升高，主要是高动力循环所致，但这种情况下一般只表现为收缩压稍升高。当发生肾血管性或肾性高血压时，肾脏受累，造成肾脏产生红细胞生成素减少，可导致红细胞破坏或合成减少，引起贫血，发生"白色高血压"。

第五节　哪些药物可能引起血压升高

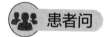

大夫，我现在同时口服降压药和其他药物，血压控制不好，与这些药物有关吗？

![医师答]

药源性高血压是指由于药物的使用导致患者血压升高并超过正常范围，或者高血压患者在使用药物治疗的过程中使血压进一步升高或使本已降至正常的血压出现反跳，有的甚至出现高血压危象。

药源性高血压属于一种继发性高血压，是由于药物本身的药理作用、毒副作用、药物相互作用所致。因此药源性高血压在大多数情况下是可以预见的，采取一定的措施是可以防止的。常见的引起血压升高的药物主要有以下几类。

1. 含钠药物

应用生理盐水、血浆制品、抗生素钠盐（如青霉素钠）等含钠药物会使机体摄钠量增加，长期应用可引起机体钠潴留，而钠潴留使细胞外液量增加，引起心排血量增高；小动脉壁的含水量增高，引起周围阻力增高；由于细胞内外钠浓度比值的变化而引起的小动脉张力增加，这些机制均可使血压升高。

2. 避孕药

长期使用该药会发生或加重高血压，一般发生在用药数月后，停药3～4个月可恢复，血压升高为轻度或中度，偶尔发展为急进型高血压。其发病机制可能是雌激素使肝脏产生较正常高数倍的肾素底物，因而使血浆肾素活性升高和血管紧张素Ⅱ量增加。此外，雌激素可增加醛固酮的分泌，所以这种继发性高血压常伴有低血钾。人工合成的促孕激素却具有盐皮质激素作用，故具有钠潴留作用。

3. 皮质激素

肾上腺皮质激素作用于肾小管远端加强对水钠的重吸收和钾的排泄，长期服用肾上腺皮质激素可引起水钠潴留和低钾，往往产生低血钾性高血压。

4. 非甾体消炎药

吲哚美辛、吡氧噻嗪、布洛芬等非甾体消炎药，可增加钠的再吸收，恢复血管壁对去甲肾上腺素的加压反应。长期服用此类药物可引起钠潴留，钠潴留和血管壁对去甲肾上腺素的加压反应均可使血压升高。

5. 肾上腺素能药

肾上腺素能药物具有α和β受体的兴奋作用，有的直接作用于受体，也有的通过内源性儿茶酚胺类的释放，间接作用于受体。例如肾上腺素、麻黄碱、苯丙醇胺、多巴胺等，这些药物在升压作用方面表现为α受体兴奋药主要通过周围血管收缩实现，β受体兴奋药主要通过增强心肌收缩力，加快心率，增加心排出量来实现。

6. 抗抑郁药物

单胺氧化酶抑制药及三环类抗抑郁药，通过下列作用机制升高血压。

（1）拮抗单胺氧化酶及其他酶类，不利于细胞内外的儿茶酚胺失活，引起5-羟色胺的蓄积，从而使血压升高。

（2）三环类抗抑郁药如丙咪嗪、阿米替林等药物可抑制去甲肾上腺素及5-羟色胺的再摄取，起到拟交感兴奋作用，造成血压升高。

7. 血管收缩剂

麦角胺、毒扁豆碱等药物可直接引起血管收缩，导致外周阻力增加，血压上升。

8. 骤停药物

突然停止使用可乐定、普萘洛尔、甲基多巴等药物可引起反跳性高血压。其机制可能是可乐定激活血管运动中枢 α 受体，使抑制性神经元活动占优势，导致外周交感神经抑制，于是降压，当突然停药后，抑制神经元优势骤然消失，而兴奋性神经元活动相对占优势，外周交感神经兴奋，大量儿茶酚胺释放，导致血压升高。

普萘洛尔主要作用于效应细胞的 β 受体，阻断儿茶酚胺对 β 受体的激活，使心率减慢，心排出量降低，产生降压，当突然停药后，儿茶酚胺对 β 受体的激活恢复，这样造成严重的血压反跳。

9. 肾毒药物

环磷酰胺、白消安等抗癌药物，磺胺类、头孢菌素类、氨基苷类、两性霉素等抗菌药物直接的肾损害作用可导致急性肾功能衰竭、肾素水平升高，从而导致继发性肾性高血压。

10. 酒精

长期饮酒可刺激肾上腺皮质激素分泌，提高血浆儿茶酚胺水平，最终导致血压升高。

11. 中草药

甘草及其衍生物也具有类似盐皮质激素的作用，长期或过量使用，可产生假性醛固酮增多症，表现为高血压、低血钾、血钠潴留、肾素活性受抑制、醛固酮减少等。

一般来说，药物引起的血压升高幅度较小，且常为暂时性，对确诊为药源性高血压的患者，停用相关药物一般血压就会逐渐恢复至正常范围。但也有个别出现严重高血压危象、脑卒中、不可逆性肾衰竭等，因此，停止使血压升高的药物后，血压如不能很快恢复正常，就要注意分析其致病机制，并进一步检查靶器官损害的程度，以便选择更合理的治疗，以免贻误病情。

第六节　睡眠质量与高血压的关系

 患者问

大夫，我工作忙经常需要熬夜加班，白天头闷、头晕，测血压170/100mmHg，我以前没有高血压，熬夜会引起血压升高吗？

 医师答

心血管疾病与睡眠障碍有关。如果只睡很短时间，就会提高血压和心率的平均水平，由此可能会增大心血管系统的压力。在压力最大的中青年人群，平均每晚睡眠不足 6h 的人罹患高血压的概率比睡眠充足的人高一倍多，说明睡眠时间不足可增加高血压发病率。同时睡眠质量低，特别是睡眠呼吸暂停，与原发性高血压发病风险相关，还可造成难治性高血压，对降压药物敏感性下降。

良好睡眠对血压至关重要，因为它会直接影响到对血压的控制，睡眠质量差容易造成血压波动不稳，如果还熬夜则更会雪上加霜。因此，高血压患者一定要对睡眠质量引起重视，平时应尽量避免熬夜，尤其是血压控制不稳定的患者以及老年人高血压患者，更应避免熬夜，以免引发心脑血管等严重意外状况。

第七节　缺少运动锻炼与高血压发病有什么关系

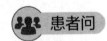 患者问

大夫，我平时喜欢宅家，不喜欢运动，会导致血压升高吗？

 医师答

美国一项长达 20 年的研究显示，年轻时缺乏锻炼会增加未来

患高血压的风险。美国西北大学芬伯格医学院的研究发现，那些锻炼最少、体质最差的人罹患高血压的风险最高。即便考虑了吸烟、年龄、种族、性别、胆固醇水平和饮食情况等影响因素，年轻时缺乏锻炼与日后易患高血压都存在一定关联。研究还发现，年轻时加强锻炼可将未来患高血压的风险减少 34%。

运动降低血压的作用主要在于：

① 运动训练降低交感神经的紧张性。

② 运动训练对血管顺应性的影响。

③ 运动训练可提高机体血浆中前列腺素 E 的水平，前列腺素 E 是一种舒张血管的因子。

④ 运动训练可改善机体糖代谢。

⑤ 运动训练引起体内钠代谢的变化。

⑥ 运动训练对血脂代谢的影响。

第八节　气候变化对血压有影响吗

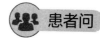

大夫，我高血压在夏天时候控制比较好，到了冬天偏高，血压和季节变化也有关系？

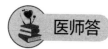

根据调查，我国的高血压患病率以黄河为界，划分为南方与北方。北方地区患病率较高，南方地区则较低。寒冷地区的高血压患病率明显高于温热地区。很多高血压患者症状夏天轻，冬天重，说明血压与气候变化明显相关。

生命的生存必须适应环境变化，当气候转变，人体通过神经体液等调节机制来调整血压变化。温度高时血管扩张，外周阻力减小，但长时间处于高温条件下，则会引起血压升高；天气寒冷则机

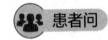

体减少散热，肾上腺素分泌增加，心率加快，心排量增加，血管阻力升高，引起动脉血压升高。所以高血压患者在秋冬季节，要注意保暖，降低血压大幅度波动，降低心脑血管事件发生。

专家提示

一般而言，寒冷的冬季可比烈日炎炎的夏季血压高12/6mmHg左右。气温每降低1℃，收缩压升高1.3mmHg，舒张压升高0.6mmHg，所以，高血压患者冬天更要注意自己的血压情况，要注意保暖和适当增加降压药物剂量。

第九节　饮食因素与高血压发病有关系吗

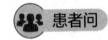

大夫，我们每餐都喜欢吃点咸菜下饭，孩子总是不让吃，说会引起高血压，这有科学依据吗？

医师答

俗话说的病从口入，广义上理解，就是很多疾病都是吃出来的。为了维持生命，我们需要一定量的食盐，不过并不需要刻意去获得，因为在平常吃的天然食品中，已经含有我们所需要的量。食盐中钠的成分会使血压上升，并且会增加心脏的负担。动物实验的结果发现，让兔子或老鼠持续摄取钠，不久将会得高血压。此外，若将患有高血压的动物血液，输送到正常动物身上，则正常的动物也会有高血压。所以，限制食盐的量，也等于是限制含钠成分的食品或药物。假使你一方面施行限制盐分的食物疗法，另一方面却大量摄取含钠的食品或药物，如此一来治疗的效果就要大打折扣了。

中国人饮食中盐的含量高于西方人群，北方人又高于南方人。我国北方地区，每人每天摄入 12～18g 食盐，南方地区每人每天摄入 8g 左右的食盐。饮食中盐（钠）的摄入量和血压水平有着显著相关性。另外，我国的饮食特点除了含盐量高以外，还有低钾、低钙和低动物蛋白质的倾向。

所以，高钠饮食是中国人高血压发病的一个重要因素，而低钾、低钙和低动物蛋白质饮食结构又会加重高钠对血压的不利影响。

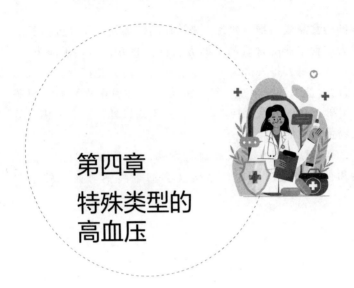

第四章
特殊类型的
高血压

第一节　儿童与青少年高血压

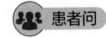

　　大夫，我家孩子才 12 岁，学校体检发现血压 150/90mmHg，这算不算高血压，小孩也会得高血压吗？

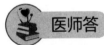

　　高血压可发生在任一年龄段，发生在新生儿期至青少年期（18岁以下）阶段的高血压称为"儿童及青少年高血压"，虽然患病率较成人低，但亦可导致靶器官损害。儿童高血压以原发性高血压为主，表现为轻、中度血压升高，通常无明显不适，多于体检中偶然发现，50％以上的儿童高血压合并肥胖，其中 43％的儿童高血压20 年后可发展为成人高血压。儿童时期血压明显升高者通常为继发性高血压。病因主要为肾脏疾病，心血管疾病、内分泌性高血压、药物因素亦可引起血压升高。

对于儿童青少年血压测量要保持环境安静，特别是新生儿、婴幼儿要在其放松、安静状态下测量，同时选择合适的血压计。通常采用听诊法测量，使用合适的袖带，袖带长度应为上臂周长的80％～100％，宽度至少为其40％。对于白大衣高血压诊断要谨慎，需要非同日连续三日不同时间点进行测量。对于健康的青少年儿童应每年测量一次血压，有高血压危险因素的儿童及青少年应在每次就诊时都测量血压，定期监测血压变化。

目前认为儿童原发性高血压与遗传、肥胖、膳食、缺乏运动、情绪、代谢综合征、社会等因素相关，继发性高血压多由肾脏及内分泌疾病引起。在治疗高血压过程中要积极控制体重、低盐饮食、加强体育锻炼，在非药物治疗无效情况下，患者出现靶器官损害、严重高血压，要行药物治疗，将血压将至正常水平，对于大多数高血压儿童，应选择单一药物降压，逐渐增加用量至血压达标，若未能达标，可选择第二类降压药或更换非同类药物治疗。

第二节 妊娠高血压

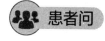

大夫，我怀孕前体检很健康，现在怀孕6个月，最近总是头晕，测量血压高，对孩子有危险吗？

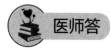

妊娠高血压是指妊娠与高血压并存的一组疾病。包括妊娠前诊断为高血压或妊娠20周前新发现的高血压以及妊娠20周后发生的高血压，其收缩压≥140mmHg和（或）舒张压≥90mmHg。年龄≥35岁、肥胖、存在妊娠高血压疾病的家族史或既往妊娠高血压史、妊娠期糖尿病史、孕前合并免疫性疾病以及低钙、低镁饮食等均为妊娠高血压危险因素。

　　妊娠高血压疾病严重影响孕产妇及胎儿的健康。研究表明20%～50%的慢性高血压孕妇可以发展成为子痫前期，其风险较妊娠期血压正常者至少增加5倍，慢性高血压孕妇产后出血的风险为妊娠血压正常孕妇的2倍。该病病因目前不明，因该病在胎盘娩出后血压可逐渐恢复正常，有学者称为"胎盘病"，但是许多学者认为是母体、胎盘、胎儿等众多因素作用的结果。

　　妊娠合并高血压的患者中70%是与妊娠有关的高血压，其余30%在妊娠20周前即存在高血压，称为慢性高血压合并妊娠。妊娠20周以后发生的高血压，不伴有蛋白尿，称为妊娠高血压。其中伴有蛋白尿的妊娠高血压患者则称为子痫前期。

第三节　老年人高血压

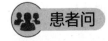

大夫，我年轻时候血压偏低，越老血压越高了，这是怎么回事？

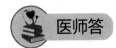

　　数据显示，在我国≥60岁人群高血压患病率接近50%，当年龄≥65岁，血压持续升高或3次以上不是同一天坐位收缩压≥140mmHg和（或）舒张压≥90mmHg，可定义为老年人高血压。若收缩压≥140mmHg，舒张压<90mmHg，则定义为老年单纯性收缩期高血压，占老年人高血压人群60%以上。

　　老年人高血压发病机制目前认为是随着年龄的增大，主动脉壁内膜和中层变厚，中层弹力纤维断裂和减少，胶原、脂质和钙盐的沉积，未分化的血管平滑肌细胞移行穿过弹力层进行增殖，结缔组织生成增加，这些结构变化可导致动脉管腔变窄，硬度增加，大动脉弹性减低和自身顺应性降低，弹性扩张能力下降，血管压力得不到缓冲而明显升高，导致老年人收缩压升高，脉压增大。除了主动脉结构的改变（大血管）外、内皮细胞功能紊乱、神经体液因子的变化、血流动力学的改变、环境和遗传因素等综合作用在老年人高血压的发生发展中起了重要的作用。

另外老年人高血压血压波动大，清晨血压高。数据显示 80 岁以上清晨高血压发病率约为 22％，这与清晨交感神经活动增强，糖皮质激素分泌增多相关。约 20％～50％年龄≥65 岁患者中存在体位性低血压，主要由于机体衰老导致压力感受器敏感性、血管顺应性、心率反应减退；还有部分老年人进餐后出现血压减低，其机制主要为餐后内脏血流增加，回心血量减少，餐后扩血管物质分泌增多等。

第四节　高血压危象

大夫，急诊室推来一位突发头晕、呕吐 2h 患者，连续熬夜 2 天后突发头晕、呕吐，伴胸闷、心悸，入室血压 240/140mmHg，这是什么情况呢？

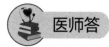

短期内血压急剧升高，舒张压超过 120mmHg 或收缩压超过 180mmHg，伴或不伴有心、脑、肾等靶器官损害的危及生命的临床现象，所有需要快速降低动脉血压治疗的高血压紧急情况，统称为高血压危象。约有 1％～2％高血压患者会发生高血压急症。

高血压危象包括高血压急症及高血压亚急症。其中伴有急性进行性严重的靶器官损害的血压突然升高称为高血压急症；无靶器官损害的血压显著升高称为高血压亚急症。一部分高血压急症并不伴有特别高的血压值，如并发急性肺水肿、主动脉夹层、心肌梗死等器官损害，血压仅为中度升高，但对靶器官功能影响重大，也应视为高血压急症，需在症状出现后 1h 内迅速将血压控制在安全范围，治疗应使用静脉降压药物。另外如果发现血压升高，即收缩压≥220mmHg 和（或）舒张压≥140mmHg，不论患者有无不适症状，应视为高血压急症。

高血压亚急症不合并靶器官急性损害，通常不需要住院，但应立即联合使用口服降压药，监测血压变化，如出现靶器官损害应及时就诊。

靶器官损害主要包括心、脑、肾脏损伤，如脑卒中、脑梗死或脑出血。高血压脑病患者可有剧烈头痛、恶心、呕吐及神经精神症状；心脏后负荷加重会导致呼吸困难、胸痛、胸闷；大动脉撕裂可出现刀割样胸背部疼痛；肾功能不全可表现为尿量减少甚至无尿，尿中有泡沫，尿检可见蛋白、肌酐升高等情况。患者还可出现眼底出血、视网膜脱落等影响视力。

第五节　其他特殊类型高血压

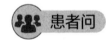

大夫，我的血压怎么都控制不好，调过多次药，现在也吃着好多种降压药，这怎么办？

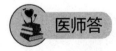

一、难治性高血压

在改善生活方式的基础上，联合应用了足量且合理的 3 种降压药物（包括利尿药）治疗 4 周后，血压仍在目标水平之上，或至少需要 4 种降压药物才能使血压达标时，称为顽固性高血压（或难治性高血压)。

对于此类患者血压控制必须保证药物的依从性,并严格限制钠盐摄入、控制肥胖、代谢紊乱,进行诊室外血压测量除外白大衣高血压。

二、恶性高血压

恶性高血压是指血压显著升高(常用标准是舒张压超过140mmHg,但也有其他标准)。并伴有血管损害的综合征,血管损害可表现为视网膜出血、渗出和视盘水肿。

三、急进性高血压

急进性高血压是指与恶性高血压相同症状但无视盘水肿的综合征。应依据用药原则迅速降压,首选静脉给药,稳定时改口服药物控制。

四、高血压脑病

高血压脑病是原发性高血压或某些继发性高血压患者病程中发生的一种特殊临床现象。由于血压骤然升高,超过脑血管自身调节能力,大量血流进入脑组织,引起局限性或弥漫性脑水肿,导致一系列中枢神经系统功能障碍。

高血压脑病的治疗原则为争分夺秒尽快降低血压、制止抽搐、减轻脑水肿、纠正高颅压和防止严重并发症。

五、肾性高血压

肾性高血压,主要是由于肾脏实质性病变和肾动脉病变引起的血压升高,在症状性高血压中称为肾性高血压。肾性高血压主要分为2类:肾实质性高血压和肾血管性高血压。肾血管性高血压占所有高血压患者的0.2%～10%,这类高血压是我国最常见的继发性高血压。

导致肾血管性高血压的原因因年龄的不同而不同。肾血管性高血压在儿童多由先天性肾动脉异常造成；青少年常因肾动脉纤维组织增生、非特异性大动脉炎而发病；大于 50 岁的患者，肾动脉粥样硬化是其最常见的病因。肾血管性高血压如果不能及时治疗，将会给患者带来极大的伤害，甚至是死亡。因此，一旦出现此病的症状，就应及时到医院做相关检查，确诊后，要积极按照医师的要求进行治疗。

六、隐蔽性高血压

诊所偶测血压＜140/90mmHg，而动态血压或家庭自测白天血压≥135/85mmHg 者，称其为隐蔽性高血压，又称为逆白大衣高血压。

隐蔽性高血压约有 35％可发展为持久性高血压，并有较高的心血管危险性。大量研究发现，隐蔽性高血压的个体有不同程度的靶器官损伤，比白大衣高血压发生心血管事件危险性还大，并有较高的心血管疾病死亡率，与持续性高血压无明显的不同。

隐蔽性高血压与全身动脉硬化发生发展密切相关，患者动脉功能的改变在高血压诊断之前已发生，且独立于年龄和血压的变化。隐蔽性高血压患者颈动脉内膜厚度低于原发性高血压患者，但高于白大衣高血压患者及健康人。隐蔽性高血压患者肾脏损害的表现为尿 β2-微球蛋白和微量白蛋白水平增高，高于白大衣高血压患者及健康人。故认为，隐蔽性高血压可导致一定程度的肾脏损害，其损害程度与白昼血压水平呈直线相关。

研究显示，在偶测血压正常者中，对于具有心血管危险因素的人群（男性、高龄、高血糖、脂质代谢紊乱、肥胖、吸烟、心血管病家族史等）予以重点关注隐蔽性高血压，进行自测血压和动态血压监测。偶测血压正常伴靶器官损害血压正常及血压高值者，并存在心、脑、肾等靶器官损害的患者，应进一步做 24h 动态血压或家庭自测血压。若动态血压或家庭自测白天血压≥135/85mmHg，即可诊断隐蔽性高血压。

专家提示

为什么高血压患者还要查血糖

高血压患者应更加注意血糖。多数人都会认为高血压和糖尿病没有相互关系，但是研究表明，高血压和糖尿病往往是相伴而生，可谓是"如影随形"。所以，在一般的高血压检查项目中，血糖都是很重要的一项指标。一般情况下，高血压患者常较胖，而肥胖患者的血液中脂肪和胆固醇的含量较高，这样很容易使高血压患者患上糖尿病。而两者一起发病后，会给治疗带来很多的麻烦，因为一旦患者发生心力衰竭或坏疽等情况，恢复起来非常困难。

所以高血压患者，特别是体重较重的患者，一定要控制好血糖，同时要监测血糖的浓度，只有将血糖和血压都控制好，才是健康的。

七、体位性高血压

体位性高血压是指患者站立后收缩压升高至少大于 20mmHg。体位性高血压在各种研究中的发生率在 8.7%～16.3%。此病的特点是它一般没有高血压的特征，多数在体检或偶然的情况发现，其血压多以舒张压升高为主，且波动幅度较大。个别严重者可伴有心悸、易疲倦、入睡快等。血液检查血浆肾素活性较正常人高，甚至超过一般高血压患者。

体位性高血压的发生机制，一般认为与静脉、静脉窦的"重力血管池"过度充盈有关。

八、围手术期高血压

围手术期高血压是指外科手术住院期间（包括手术前、手术中和一般手术后 3～4 天）伴发急性血压增高（舒张压、收缩压或平均动脉压超过基线 20％ 以上）。手术后高血压常开始于术后 10～20min，可能持续 4h。如不及时治疗，患者有发生脑出血、脑卒中和心肌梗死的风险。在围手术期的过程中出现短时间血压增高，并超过 180/110mmHg，即成为围手术期高血压危象，其发生率为 4％～35％。既往有高血压病史特别是舒张压超过 110mmHg 者易出现围手术期血压波动。

易发生围手术期高血压的手术类型有颈动脉、腹部主动脉、外周血管、腹腔和胸腔手术。严重围手术期高血压易发生在以下手术过程中：心脏手术，大血管的手术（颈动脉内膜剥脱术、主动脉手术），神经系统和头颈部的手术，此外还有肾脏移植以及大的创伤（烧伤或头部创伤）等。

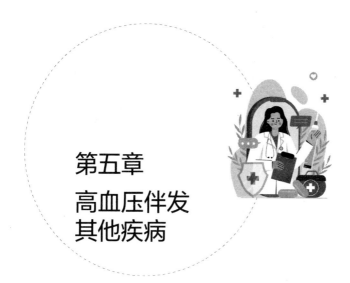

第五章
高血压伴发
其他疾病

第一节　高血压伴动脉粥样硬化

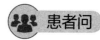

大夫，我的颈部动脉和下肢动脉超声都提示有斑块形成，斑块是什么，与什么有关？

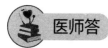

动脉粥样硬化是一种与脂质代谢障碍有关的全身性疾病，其病理改变是血液中的脂质沉积于动脉内膜，形成斑块，使管壁增厚、变硬，管腔狭窄，主要累及大、中动脉，并可引起各种相应的疾病，特别是心脑血管疾病。

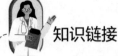

知识链接

动脉粥样硬化的危险因素

1. 血脂异常　主要是血浆中总胆固醇和甘油三酯的升高。血浆脂蛋白分为乳糜微粒（CM）、极低密度脂蛋白（VLDL）、低密度脂蛋白（LDL）、高密度脂蛋白（HDL）。其中认为前三者促进动脉粥样硬化的发生，而 HDL 具有很强抗动脉粥样硬化作用，被称为"好胆固醇"，通过最新深入研究 HDL 各种亚组成分认为大颗粒 HDL 可能才是真正的"好胆固醇"。

2. 高血压　高血压患者易发生动脉粥样硬化，发生早而严重。

3. 吸烟　破坏血管壁，引起动脉粥样硬化。

4. 其他疾病　糖尿病、肾病综合征、甲状腺功能减退等可使 LDL 升高。

5. 遗传因素　约 200 种基因可能对脂质代谢产生影响。

6. 其他　年龄、性别、肥胖、饮食结构等。

高血压是引起动脉粥样硬化的主要危险因素之一。其实，高血压和动脉硬化就像是一对"孪生姐妹"，而且是一个互为因果的疾病。高血压可以导致动脉硬化，而动脉硬化又可以加重高血压，最终形成恶性循环，导致器官受累。

高血压升高导致血液对管壁压力增加，造成血管内皮细胞损伤及功能异常，引起血管炎症反应，当脂质代谢紊乱，在血管内皮损伤处沉积；同时高血压患者常合并交感神经、肾素血管紧张素系统活动增强，可导致氧化应激损伤、血管平滑肌细胞增殖及胶原纤维沉积等病理改变；以及高血压患者血管舒张及收缩因子分泌系统失衡，均可促进动脉粥样硬化改变。动脉粥样硬化后使得动脉顺应性降低、管壁僵硬，又可引起血压升高，脉压增大，进一步促进高血压发生发展。

对于高血压合并冠状动脉粥样硬化人群要尽早诊断治疗，定期测量血压，评估动脉粥样硬化情况，积极控制血压，改善动脉硬化。

第二节　高血压合并冠心病

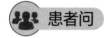

大夫，我近 1 个月走的快会出现胸闷、胸痛，他们说我是冠心病，这和高血压有关系吗？

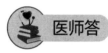

流行病学调查发现血压水平与心血管风险呈连续、独立、直接正相关关系，我国高血压人群中冠心病发生率明显上升，舒张压长期增高 5～6mmHg，冠心病危险性增加 20％～25％。控制高血压可降低心血管事件发生率。

专家提示

高血压合并冠心病

1. 降压目标　应将血压将至＜140/90mmHg，若机体可耐受，可进一步降低血压至＜130/80mmHg，但是舒张压不能降至过低，因为过低舒张压导致心脏舒张期有效灌注不足，造成血流减少，特别是冠状动脉灌注不足，易引起心肌缺血，产生严重不良后果。

2. 降压药物　稳定型心绞痛患者应首选 β 受体阻断药或钙离子拮抗药。

冠心病全称"冠状动脉粥样硬化性心脏病"，心脏作为"机械泵"是为人体泵送血液的器官，而其本身也需要"油料"来维持自身的运转，冠状动脉简称"冠脉"，冠脉内血液即为心脏的"燃料"，冠脉则为这些燃料输送的管道，一旦管道出现狭窄或者完全堵塞则会发生心肌缺血及冠心病。

高血压导致冠心病发生机制：当血压升高，血管压力增加，心脏需增加压力才可把血射入血管，长年累月心脏发生"变形"，心脏结构和功能改变，心室肌肉逐渐肥厚以增加心肌收缩力来对抗动脉压力升高，同时心肌肥厚则形成冠脉分布密度相对正常心脏减低状态，心肌供血降低，耗氧增加，导致心肌缺血，引发冠心病。另外高血压对血管壁冲击力增加，引起血管内皮损伤，促进动脉粥样硬化的发生，当粥样硬化斑块破裂，造成冠脉完全或不完全闭塞，引起冠心病的发生。高血压患者血管壁僵硬、增厚，顺应性下降，脉压增加，使心脏舒张压减低，而冠脉血供主要来源于舒张期，如此便会出现心肌供血减少，发生冠心病。

第三节　高血压合并心力衰竭

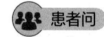

　　大夫，我出去散步走一会就开始气短，最近晚上休息时候也觉得气短，一测血压 200/100mmHg，这是高血压造成的吗？

　　医师答

　　高血压是心力衰竭的主要危险因素之一，数据显示我国心力衰竭患者合并高血压的比例为 50.9%，可见高血压对心力衰竭发病影响极大，研究证实高血压可使心衰发病概率增加 2～3 倍。我国高血压合并心力衰竭人群不断增加，与高血压发病率增长及人口老龄化密切相关，要积极预防、治疗高血压，降低患者心力衰竭发生的风险。

长期、持续的高血压导致心肌重构，心肌张力增加，引起病理性心肌细胞肥大、心肌肥厚，表现为左心室肥大，包括向心性肥大和离心性肥大，前者表现为左心室厚度、质量、容积增加，是高血压患者左心室肥大的特点；对于左心室不均匀一致肥厚的情况，称为离心性肥大。左心室压力增加传导至左心房，引起左心房结构和功能受损，增加心房颤动的发生率。心肌损伤又引起体内肾素-血管紧张素-醛固酮系统和交感神经系统的兴奋激活，从而激活一系列神经内分泌因子使心肌产生重构，心肌重构反过来又使肾素-血管紧张素调节通路和交感神经系统的兴奋性进一步增加，加重心肌重构，形成恶性循环，最终发生心力衰竭。

　　心力衰竭发生、发展过程中，除高血压外还有众多其他因素参与，如糖尿病、高脂血症、吸烟、年龄等，且可以相互作用进一步加剧心力衰竭的发作，控制血压同时要积极控制其他危险因素，降低高血压患者心力衰竭的发生率，减少心力衰竭患者的心血管事件，降低病死率、改善预后。

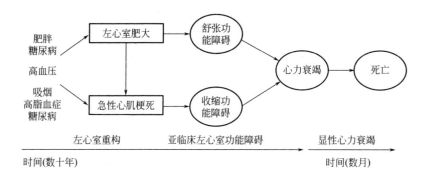

第四节　高血压合并糖尿病

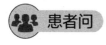

　　大夫，我有高血压，最近又出现口渴、爱喝水的毛病，去诊所测

量血糖也高了，高血压还会引起糖尿病？

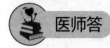

高血压人群糖尿病患病率平均为18%，高血压和糖尿病并存可引起严重的靶器官损害，可使患者心脑血管事件风险显著增加。高血压和糖尿病有共同的发病机制，当二者并存时，内皮细胞和血管功能受损加剧，动脉硬化和动脉粥样硬化常见，心血管病死亡风险显著增加。

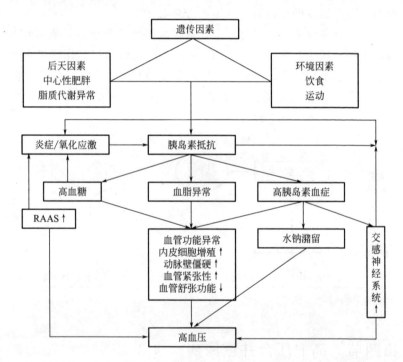

对于糖尿病合并高血压患者，改善生活方式和降压药物治疗具有同样作用，不仅要注重降压质量，使降压达标，更要保护靶器官功能，对多重危险因素进行综合干预。《高血压合并2型糖尿病患者的血压控制专家指导意见》（2013版）中指出治疗目的：①减少

糖尿病大血管和微血管并发症的发生；②保护易受高血压损伤的靶器官；③减少致死率、致残率，提高患者的生活质量，延长寿命。2019 年《高血压基层诊疗指南》中建议血压控制目标：①目标血压<130/80mmHg；②收缩压在 130～139mmHg 或舒张压在 80～89mmH 的糖尿病患者，可进行不超过 3 个月的非药物治疗，如血压不能达标，则采用药物治疗；③收缩压≥140mmHg 和/或舒张压≥90mmHg 的患者应在非药物治疗基础上立即开始用药，伴微量白蛋白尿的患者应立即使用药物；④首选血管紧张素转换酶抑制药（ACEI）或血管紧张素Ⅱ受体拮抗药（ARB），如需联合用药，以 ACEI 或 ARB 为基础。

第六章
血压的测量

血压是一个重要的身体指标，能左右人体的健康状态。如果血压突然异常或长期高血压，很容易引起一些疾病，如冠心病、脑卒中、心律失常、肾脏病等。因此，每天测量血压，掌握血压的变化状况，将有利于及早发现异常情况，及时治疗，减少健康意外的发生。

第一节　血压的测量方法

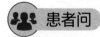 患者问

大夫，我最近在药房免费测量血压的时候量血压 160/90mmHg，平时从来也不量血压，我怎样才能评估血压变化呢？

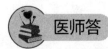 医师答

目前血压的测量主要有三种方法，分别是诊室血压、家庭自测

血压、动态血压监测。

一、诊室血压

该方法是目前高血压临床诊断、治疗评估和分级的标准方法，由接受过专业训练的医护人员在医院或诊所环境中用水银血压计或电子血压计按统一规范测量上臂肱动脉的血压。现实中高血压诊治效果评估主要依据诊室血压水平，但诊室血压测量仅为偶测血压，无法在 24h 内多次测量，存在血压测量误差，对于白大衣高血压、隐蔽性高血压可能出现偏差。

二、家庭自测血压

受测者自己或由家属协助，在医疗单位以外，一般于家中或其他环境里测量血压数据，简称自测血压。家庭自测血压可提供大量血压信息，详实记录患者血压情况，评估患者某段时间的血压变异情况，鉴别白大衣高血压和隐蔽性高血压等，并协助高血压诊断及治疗效果评估。

三、动态血压监测

动态血压测定（ABPM）过程为患者佩戴动态血压仪，设定时间对患者上臂袖带间断性充气间接测量血压，携带式记录仪记录血压数据并用计算机分析得出一些血压参数分析。受测者处在日常生活状态下，测压间隔时间为 15～30min，白天与夜间的测压间隔时间尽量相同，一般监测 24h，如果仅作诊断评价，可以只监测白天血压。

动态血压监测提供白天与夜间各时间段血压的平均值和离散度，能较敏感、客观地反映实际的血压水平、血压变异性和血压昼夜节律，对靶器官损害以及预后评价比诊所偶测血压更有实用的价值。

专家提示

给儿童测量血压时的注意事项

儿童血压的测量方法与成人有很多区别，在给儿童测量血压的时候应注意以下几点。

首先，测量儿童血压时，绑在儿童上臂的袖带不宜过长，一定要与儿童上臂相适应。为儿童测量血压时，应以拍击性搏动音完全变闷，即第四期声音出现时的血压值为舒张压，而非成年人的搏动音消失，即第五期声音消失前的血压值为舒张压，这是因为儿童听诊声音的消失可以不出现。

其次，判定儿童是否患有高血压要与相应年龄、性别和体型的标准血压数据进行比较和参考，这样才能确定儿童是否患有高血压。

第二节　诊室测量血压的正确方法

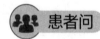

大夫，我家里有血压计，但是我总觉得我测量的不准确，是血压计有问题还是我的测量方法不对，您能告诉我正确的测量方法吗？

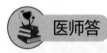

正确的测量姿势与方法如下。

1. 被测者首先要心情平静，测量血压的环境应安静、温度适当，测量前要休息 10～15min。

2. 一般采取坐位或仰卧位，全身放松，背部挺直，裸露上臂，衣袖口不可太紧，上臂伸直、轻度外展，手掌向上，肘部和心脏处于

<

同一水平（坐位时肱动脉平第四肋软骨，仰卧位时肱动脉平腋中线）。

3. 选择经国家计量部门批准和定期校准的合格水银血压计或经国际标准验证合格的电子血压计。

4. 袖带应置于心脏同一水平线上，袖带下缘应在肘窝上1～2个指宽为宜。袖带平整无折缠在上臂中部，松紧度以插入2个手指为宜。带好听诊器，用手在肘部触摸肱动脉搏动，将听诊器胸件置于肘窝处肱动脉上（肱动脉搏动可自行触摸，最强处为听诊区域，一般为前臂内侧），轻按使听诊器和皮肤全面接触，不能用力压迫听诊器。

5. 测量时快速充气，气囊内压力应达到使手腕桡动脉脉搏消失，再升高20～30mmHg，然后缓慢放气，使水银柱以2～5mmHg/s恒定的速度下降。当从听诊器听到第1个响声时，水银柱凸面的高度数值就是收缩压；声音消失时的高度数值即为舒张压。儿童、妊娠、严重贫血或主动脉瓣关闭不全等情况下，听诊声音不消失，此时以变音时的读数为舒张压。读取舒张压读数后，快速放气至零水平。

6. 再次重复测量血压，每次相隔2min。取2次读数的平均值记录。如果2次读数的收缩压或舒张压读数相差大于5mmHg，应再隔2min，测第3次，然后取3次读数的平均值。注意测前半小时禁止吸烟，禁饮浓茶或咖啡，小便排空，避免紧张、焦虑、情绪激动或疼痛。

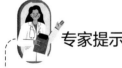 专家提示

服降压药不能凭自我感觉

许多高血压患者没有每天测量血压的习惯，凭自我感觉服药，感觉症状好转的时候就减量服药或不服药，一旦头晕、头痛等症状出现或加重，就加大药量。然而血压控制不稳或快速降压，同样会出现头晕、头痛等不适症状，易与血压升高时身体不适感相混淆。如果不检测血压而自行调药，不仅影响血压控制的稳定，还会使病情恶化，诱发其他心脑血管并发症。

第三节　家庭血压测量获益与方法

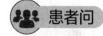

大夫，我在诊所测量血压正常，也不高，还需要自己在家测量吗，而且我也不会自己测血压。

家庭血压测量能够良好反映个人的真实血压，不仅是接受治疗的高血压患者需要测量，血压正常者也需要定期监测血压变化，从而能及时发现血压升高和波动。家庭自测血压有以下好处。

① 自测血压时间灵活。例如，部分高血压患者血压多在 5～6 时或 19～20 时开始升高，依靠诊室偶测血压易漏诊，而自测血压易于发现这部分患者。

② 能够区别持续性高血压和白大衣高血压，通常自测血压值低于在医院测量的血压值。

③ 随时观测，反映准确，随时了解治疗中的血压变化，为诊疗提供更加完善的资料。

④ 准确及时地评估药物疗效。

⑤ 经济方便，效果优。

⑥ 不仅提高治疗疾病的主动性，还能预测心血管系统疾病等并发症发生的风险。

自测血压一般推荐使用符合国际标准（ESH 和 AAMI）的上臂式全自动电子血压计。不推荐使用半自动、手腕式和指套式电子血压计。

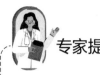 专家提示

居家自测血压有什么注意事项

在家中测量血压应注意的事项如下。

① 避免在紧张或兴奋的状态下测量。

② 测量前半小时避免进食、饮酒或沐浴。

③ 事前要排尿和排便。

④ 室内温度应保持在 25℃ 左右，避免过冷过热。

⑤ 应在安静、温度适宜的环境中休息 5～10min，刚运动后不宜测量。

在①项中由于精神上过度紧张或焦虑，会使血压上升，此时应做深呼吸来安定情绪。

第四节　如何进行动态血压监测

对于怀疑白大衣高血压、隐蔽性高血压、阵发性高血压、给予适当降压治疗但血压仍未达标患者，为进一步调整降压药以及怀疑直立性低血压而在诊室不能明确的患者均应实施动态血压监测。在实施前应全面了解患者情况，评估臂围，选择合适的袖带。进行血压监测时，袖带下缘位于肘弯上 2.5cm 处，将压力管连接到监测仪上，预先设定时间间隔，进行血压测量，患者可于正常生活环境中活动。要求患者记录服药、进餐、睡觉、起床时间、症状等可能影响血压的信息。

 专家提示

动态血压与偶测血压相比有哪些优点

① 去除了偶测血压的偶然性，避免了情绪、运动、进食、

吸烟、饮酒等因素影响血压，较为客观真实地反映血压情况。

② 动态血压可获知更多的血压数据，能实际反映血压在全天内的变化规律。

③ 对早期无症状的高血压或临界高血压患者，提高了检出率并可使患者得到及时治疗。

④ 动态血压可指导药物治疗。在许多情况下可用来测定药物治疗效果，帮助选择药物、调整剂量与给药时间。

⑤ 可判断高血压患者有无靶器官（易受高血压损害的器官）损害。有心肌肥厚、眼底动态血管病变或肾功能改变的高血压患者，其日夜之间的血压差值较小。

⑥ 预测一天内心脑血管疾病突然发作的时间。在凌晨血压突然升高时，最易发生心脑血管疾病。

⑦ 动态血压对判断预后有重要意义。与常规血压相比，24h血压高者其病死率及第一次心血管病发病率，均高于24h血压偏低者。测量动态血压可指导用药，预测心血管病发作。

第五节　血压计的种类及特点

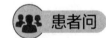

大夫，我现在需要每天量血压，用什么样血压计好，去药店买的血压计靠谱吗？

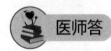

血压计有水银血压计、电子血压计、空盒气压表式血压计、动态血压监测仪。市场上卖的血压计主要分为水银血压计和电子血压计两大类。

水银血压计用于听诊法测量血压，必须配合听诊器，由医师或护士判断，得出收缩压、舒张压的读数。水银血压计体积较大，携带不方便。专业的医师，当然可以选择水银血压计，因为该式血压计测量的准确性和稳定性较高，对使用者的技术要求较高。如果技术不到位、操作不当，很容易使测得的血压产生误差。而且它含有金属汞，一些原因导致汞流出，易对人体造成损害和污染环境。

电子血压计有臂式、腕式之分，其技术经历了"有气芯"的第一代（最原始的臂式与腕式）、"无气芯"的第二代（臂式使用）和第三代（腕式使用）。电子血压计体积小，携带方便，使用亦方便，几乎所有的人都可以自己使用，作为自我简单检查血压的工具受到大众的喜爱。电子血压计具有使用简单，测量方便的特点，缺点是需要经常校准，重复性差，测量数据离散。

动态血压监测仪依据示波测量法和柯氏听诊法原理测量血压，携带方便，可动态观察血压波动，反映血压平均水平，除外白大衣高血压、直立性低血压、隐蔽性高血压等特殊情况。存在的不足是夜间频繁测量血压，引起不适感，影响睡眠，部分患者不愿使用，成本相对其他血压计较高，测量的是一定时间间隔的血压，不完全为动态血压等。

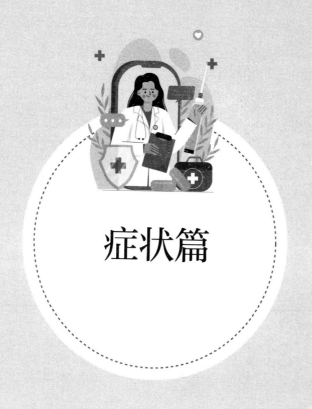

症状篇

　　高血压的危害不仅是字面表达的"血压升高"，高血压对心、脑、肾、血管等人体重要器官损害是缓慢的、长期的、持续的，所以越早发现和控制高血压，对机体造成损伤越小。"早期发现早期治疗"对于疾病诊治和恢复有非常重要的意义。如何识别高血压，要从认识高血压早期表现和特点开始，今天专家就为大家介绍高血压的初期症状，希望引起大家的重视，从而把握住治疗高血压的最佳时机！

第七章
高血压症状与特点

第一节 高血压患者早期症状有哪些

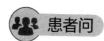 患者问

大夫，我平时没什么症状，最近体检测血压180/100mmHg，尿常规里还有蛋白，他们说我可能高血压有一段时间了，如何早期发现血压高呢？

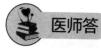 医师答

有人将高血压称为"沉默的杀手"，因为高血压起病隐匿缓慢，早期常无症状或症状不明显，不容易被发现及引起重视，且症状与血压的升高程度不呈平行关系，部分人群通过体格检查或因其他疾病就医时才发现血压升高，甚至有些高血压患者发生了脑出血、急性心肌梗死、心力衰竭、肾功能障碍等情况才发现血压升高，此时

的治疗效果往往不好，造成时间、财力、人力的浪费，同时死亡率、致残率明显升高。数据显示我国 18 岁及以上居民的高血压知晓率为 51.6%，治疗率为 45.8%，控制率 16.8%，我国高血压防治情况仍待进一步提高。

高血压早期可表现为高级精神功能失调所致的症状。

（1）头晕　为高血压最多见表现，可为一过性或持续性头晕，伴有头闷、头胀、天旋地转感，甚至恶心、呕吐。

（2）头痛　为高血压常见症状，呈持续性胀痛或搏动性疼痛，疼痛部位多位于额部、太阳穴、后脑勺等处。

（3）肢体麻木感　主要表现为手指、足趾麻木，皮肤针刺感、肌肉酸痛等，部分可有颈部肌肉僵硬、紧绷。

（4）耳鸣　部分患者会出现耳鸣，与高血压影响耳朵内部供血有关。

（5）烦躁、失眠、注意力不集中　与血压升高导致大脑皮层和自主神经功能失调有关，患者难以入眠或睡后易醒。

（6）胸闷、心悸等。

高血压早期症状在去除诱因后可以消失，但随着病程的延长，血压升高逐渐趋于明显而持久。当靶器官受累时有以下表现：心脏受累可有活动后呼吸困难、全身疲乏、心慌；大脑受累后可有剧烈头痛、眩晕、视力障碍、耳鸣，严重者可有恶心、呕吐、抽搐、昏迷、一过性偏瘫、失语等症状；肾脏受累可有夜尿、多尿，尿中含蛋白、管型及红细胞，晚期可出现氮质血症或尿毒症；眼底的受累可有眼底出血或视盘水肿。

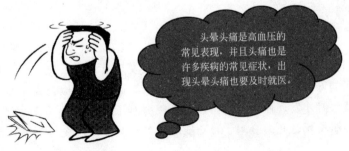

头晕头痛是高血压的常见表现，并且头痛也是许多疾病的常见症状，出现头晕头痛也要及时就医。

第二节 老年人高血压的特点

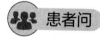

大夫，我年轻时血压控制挺好，越老血压越不稳定，而且高压高、低压低，相差很大，这正常吗？

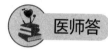

1. 脉压差大

老年人由于动脉硬化，血管壁僵硬，弹性差，在心脏射血时血管内骤增的血容量得不到有效的缓冲，心室舒张时大动脉弹性回缩减弱及回缩时间提前，收缩压升高明显，舒张压降低或不变，常表现为单纯性收缩期高血压增高。在我国老年单纯性收缩期高血压患病率为 21.5％，占老年人高血压总人数 53％。老年人高血压较年轻人相比脉压差增大，随着年龄增长其发生率增加。

2. 血压波动大

由于老年人的血管硬化，对张力和压力的调节能力均下降，血压波动大。在 1 天之内血压有明显变化，易受体位、进餐、情绪、温度、季节等影响，早晨血压升高而晚上降低，餐后较餐前血压降低，昼夜节律异常的发生率高而导致对心脑肾等器官的损害增加。

3. 易发生直立性低血压

患者突然的体位变化时易发生低血压，表现为头晕乏力、站立不稳、视物模糊等，严重时发生晕厥，这与机体反射性血压调节功能减退有关。老年人长期卧床、应用利尿药、扩血管药或精神类药物治疗疾病的过程中更容易发生直立性低血压。

4. 并发症多

老年人高血压患者常伴有糖尿病、冠心病、脑血管疾病、肾功

高血压健康管理百问百答

能不全等相关疾病。

5. 易被忽视

老年人见到医务人员精神紧张可导致部分白大衣高血压。由于老年人的反应比较迟钝，有时其血压虽然较高但却无明显自觉症状，容易被忽视。个别老年人在出现脑出血时才被发现高血压。

总之，上述老年人高血压的各种临床特点与动脉硬化、血管壁僵硬度增加及血压调节中枢功能减退有关。

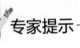 专家提示

老年人收缩压升高比舒张压升高更危险

现代医学研究表明，单纯收缩压升高和脉压差增大的患者，就发生心脑血管病的危险性来说，要比舒张压升高更为危险。流行病学资料显示，老年人高血压患者收缩压越高，心脏血管并发症就越多，死亡率就越高，特别是易突发脑卒中。

欧美国家的学者经过对单纯性收缩期高血压患者的临床试验证明，对单纯性收缩期高血压患者降压治疗后，可使脑卒中事件下降33％，冠心病事件下降23％。所以说，只有积极进行降压治疗，将升高的收缩压降下来并保持稳定，才能有效地降低脑卒中、心肌梗死等并发症的发生率。此外，保持收缩压稳定还有减少和延缓阿尔茨海默症发生的作用。

第三节　儿童与青少年高血压的特点

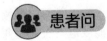 患者问

大夫，我父母都有高血压，我血压也高，现在我家孩子体检时血压也高，这是不是与遗传有关？儿童得高血压的多吗？

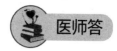

与成人高血压相比，儿童高血压患病率较低，但均可引起心、脑、肾脏、血管、眼底等器官损害。部分儿童高血压可持续至成年，我国儿童及青少年高血压发病率呈上升趋势，其中继发性高血压比例高于成人，重视及防治儿童及青少年高血压势在必行。

儿童及青少年高血压具有以下特点。

（1）随着年龄增长，原发性高血压的比例逐渐升高，进入青春期的青少年高血压多为原发性。青少年高血压好发于男性，女性发病率低，可能与青少年女性体内雌激素水平高有关。

（2）遗传倾向明显。遗传因素对于有无高血压及血压水平均起重要作用，研究证实父母均患有高血压的子女患高血压可能性为45%，母系高血压家族史与儿童高血压患病率相关性更高。

（3）青少年高血压常表现为以舒张压增高为主，收缩压轻度升高或正常，脉压差减小；儿童与青少年高血压患者常没有自觉症状，只是在体格检查时由医师发现高血压，与遗传、肥胖、工作学习压力过大、精神紧张、生活节奏快等相关。

（4）青年高血压多数病情较轻，一般无或仅有轻度靶器官损害，考虑与病程相对较短有关，但部分患者病情发展迅速，严重时可发生脑出血等并发症。

（5）儿童与青少年高血压有些症状，如生长发育迟缓、恶心、呕吐、易激动生气、不活泼、视力障碍等应引起临床医师和家长的注意，此类患者在无高血压家族史的情况下，更应该除外继发性高血压。

第四节 妊娠高血压的特点

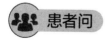

大夫，我怀孕 7 个月，最近这 1 周腿、脚肿起来了，这 2 天有点

头晕，这是怎么了？

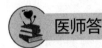 医师答

妊娠高血压严重威胁母体与胎儿健康和安全，初产妇、孕妇年龄＜18 岁或＞40 岁、多胎妊娠等在孕期发生妊娠高血压综合征比例明显升高。妊娠高血压为多因素发病，受孕妇个体因素和妊娠期环境因素共同影响。妊娠合并高血压可分为妊娠高血压、子痫前期、子痫、妊娠合并慢性高血压、慢性高血压伴发子痫前期。

妊娠高血压为妊娠 20 周后出现高血压，收缩压≥140mmHg 和（或）舒张压≥90mmHg，无蛋白尿。子痫前期为妊娠高血压基础上出现蛋白尿，或伴有心、肺、肾、血液、消化、神经等系统或胎盘-胎儿受累。当收缩压≥160mmHg 和（或）舒张压≥110mmHg 或 24h 蛋白尿≥2.0g，出现持续性头痛、视觉障碍等中枢系统症状，肝脏转氨酶升高、肾功能不全，甚至上腹部持续疼痛、肝包膜下血肿、肝破裂等危重情况时为重度子痫前期；当患者表现为抽搐、口吐白沫、深昏迷、肌肉阵挛时为子痫期，可以发生在产前、产时或产后。妊娠合并慢性高血压为孕妇既往存在高血压或妊娠 20 周前发现血压高，妊娠期无加重；或为妊娠 20 周后发生高血压但持续至产后 12 周以后。慢性高血压伴发子痫前期定义为慢性高血压患者在妊娠期 20 周前无蛋白尿，20 周后出现蛋白尿；或 20 周前有蛋白尿，20 周后蛋白尿加重。

 专家提示

孕妇发生子痫前期的危险因素

① 病史及家族遗传史。既往子痫前期病史，子痫前期家族史（母亲或姐妹），高血压遗传因素等。

② 一般情况。年龄≥35 岁患者，肥胖，妊娠体重指数（BMI）

$\geqslant 28kg/m^2$。

③ 潜在的基础病理因素或疾病。高血压、糖尿病、肾脏疾病或自身免疫性疾病，存在高血压危险因素如睡眠呼吸暂停综合征。

④ 本次妊娠情况。初次妊娠、妊娠间隔时间$\geqslant 10$年。

⑤ 产前检查情况。不规律或不适当产检，自身饮食及居住环境等。

妊娠高血压典型临床表现为高血压、蛋白尿、水肿，部分人群无任何症状，在病情严重时可出现靶器官受损表现，如恶心、呕吐、头痛、眼花、抽搐、昏迷等。

第五节　高血压患者提防脑卒中

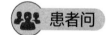

大夫，我老伴身体都挺好，就有点高血压，也没有症状，怎么突然就出现说话不清、肢体活动没劲？

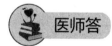

高血压是脑动脉粥样硬化病因之一，脑血管管腔狭窄或继发斑块破裂可造成脑血栓或脑栓塞。微小血管堵塞时，则形成腔隙性脑梗死；另外，在受到高压血流的长期冲击下，脑血管管壁扩张变薄，特别是在分叉处易破裂，导致脑出血。脑卒中（包括缺血性脑卒中和脑出血）是高血压的重要合并症之一，是高血压患者致死、致残的主要原因，已成为全球重大公共卫生问题，超过60%的脑卒中患者有高血压病史。

高血压伴脑卒中患者除了出现自主神经功能紊乱及组织器官灌

注不足的症状之外，还可以出现脑卒中的症状，如恶心、呕吐、头痛、头晕，尤其是突然出现的眩晕，或是一侧肢体的麻木、无力或者不自主的抽搐；也可以出现暂时性的说话不清，突然跌倒，嗜睡以及严重者可以出现意识丧失或者智力的突然变化。脑卒中发病相对缓慢，多在安静状态下发生，临床表现为口眼㖞斜、半身不遂或者为言语不清等。而脑出血多在活动、情绪激动或紧张的脑力劳动过程中发生，表现为剧烈的头痛、恶心呕吐、肢体瘫痪，严重者出现意识不清、昏迷、死亡。

第六节　更年期高血压特点

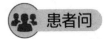

大夫，我最近心慌、心烦、失眠、多梦、出虚汗，头晕脑胀，测血压 150/100mmHg，我平时没有高血压，这是为什么？

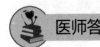

女性临近更年期，随着卵巢功能衰退，体内激素水平发生变化，研究发现，绝经后女性对于盐敏感性较年轻女性明显增加，导致心率增加，周围血管更易收缩，血压容易上升，因此更年期妇女更容易并发高血压。

专家提示

雌激素作用

① 强健骨髓，维持骨密度，使骨垢提前闭合和骨化来影响骨长度增加。

② 预防血脂升高和心血管疾病。

③ 刺激卵泡发育，加速卵子在输卵管中运行速度，促进子宫内膜和平滑肌代谢，刺激乳腺发育和乳汁生成。

　　④ 使皮肤毛发有光泽。

　　⑤ 调控精神情绪变化。

　　⑥ 调节脂肪代谢。

　　更年期妇女在合并肥胖、糖代谢异常、神经兴奋等多因素作用下会出现不同程度失眠多梦、潮热盗汗、心烦易怒、抑郁、头晕耳鸣、心慌胸闷的症状。女性更年期高血压的临床表现以收缩压上升为主，舒张压改变较少，血压不稳，常有波动，睡眠后可改善，但常伴有头晕耳鸣、失眠健忘、烦躁易怒、腰膝酸软等更年期女性肾虚症状，检查多可发现雌激素水平降低，眼底、心电图一般没有改变。因此，更年期女性一定要勤量血压，以便早发现、早诊断、早治疗。

 专家提示

女性高血压的原因：

　　① 性激素的作用是导致女性高血压的重要原因。绝经后女性体内雌激素水平下降，从而导致肾素分泌增加，因此，绝经后的女性更容易出现高血压。

　　② 女性常服避孕药也更容易出现高血压，也是造成女性高血压的原因。

　　③ 肥胖也是造成女性高血压的原因。

　　④ 之所以绝经后女性高血压的发病率会更高，和对钠盐摄入的敏感性提高有很大关系，这可能与性别有关的交感神经系统活性增高有关系。

第七节　高血压患者警惕痛风

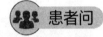

大夫，我本来就有高血压，最近出现大脚趾疼痛，都说是痛风，高血压会引起痛风吗？

相关研究表明高血压患者的血尿酸水平明显高于正常血压者，高尿酸血症患病率在 30％～35％，尤其在未经治疗的高血压患者中，血尿酸增高可达 58％，正因为如此，把血尿酸也列为高血压患者常规检查的项目。

血尿酸水平和肾血流动力学有关，能反映高血压引起的肾血管损害的程度，并可作为肾硬化症的一个血流动力学指标。病程越长，尿酸越高，病情越重，肾血流损害越重。其机制可能是通过尿酸钠结晶直接沉积于小动脉壁而损害动脉内膜，引起动脉硬化加重高血压。高血压损伤肾脏微血管，局部组织缺氧，乳酸生成增加，乳酸竞争性抑制肾小管对尿酸的排泄，乳酸形成本身可直接促进尿酸合成，使尿酸水平增加。

高血压合并高尿酸血症意义：高尿酸是冠心病、脑卒中独立危险因素，使心血管事件明显增加，心脑血管疾病死亡率增加。

第八节　高血压合并心力衰竭特点

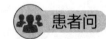

大夫，血压高会出现头晕、头痛、眼花症状，家里老人最近血压高伴有憋气、胸闷，这是高血压引起的吗？

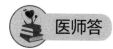
医师答

　　长期高血压会增加心脏的负担，导致心肌肥厚，形成高血压合并心力衰竭。机制主要包括两方面，一方面是慢性压力负荷及心肌重构导致心功能障碍。另一方面是长期高血压使交感神经功能亢进、肾素-血管紧张素-醛固酮系统激活、血管收缩、水钠潴留、心肌细胞肥大，进一步引起心肌重构，并形成高血压与心力衰竭恶性循环。

　　高血压合并心力衰竭可表现为劳累，情绪激动或者进食后胸闷、气短、心悸、咳嗽、咳痰等症状，休息或坐立位好转，患者有时可在睡梦中憋醒，严重者端坐呼吸、咳嗽并伴大量白色或粉红色泡沫痰。持续性的左心衰竭可导致右心功能障碍，进而发展为全心衰竭，临床表现为食欲降低、双下肢浮肿、右上腹疼痛、少尿、发绀、颈静脉怒张等。

第九节　高血压与肾病互为帮凶

患者问

　　大夫，我以前血压控制都可以，最近开始是眼肿，后来腿也开始肿，尿里还有泡沫，血压也是居高不下，这是怎么回事？

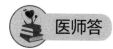
医师答

　　肾脏是血压调节的重要器官，也是高血压损害的主要靶器官之一，高血压加速肾动脉粥样硬化，损伤肾小球、肾小管，使肾脏缺血，最终导致肾脏萎缩。高血压不仅增加肾病发病率，同时影响肾病患者心血管事件发生及预后。高血压与肾病关系复杂，高血压既可以是肾病的原因，也可为结果，因为长期高血压状态能加速肾病的恶化，同时肾病又可导致血压的难以控制，甚至发展为恶性高血压，80％以上慢性肾脏病合并有高血压。

肾性高血压，常由肾动脉狭窄、肾小球肾炎、慢性肾盂肾炎、多囊肾所致。高血压患者可出现早期肾脏损害，如微量蛋白尿或肌酐水平轻度升高，夜尿增多，肾脏浓缩功能下降。长期的高血压可导致高血压肾病，最主要的表现为大量蛋白尿，也可表现为重度指凹性水肿、低蛋白血症、高脂血症，严重患者可并有胸腔积液、腹腔积液。当肾实质受到损害时，此时高血压患者会发展至肾衰竭，产生肾功能衰竭的各种症状，如厌食、恶心呕吐、全身乏力、贫血、水肿等，肾脏体积进行性缩小，最终发展成为尿毒症，同时伴有全身症状，如出现眼底、心脑血管病变等情况。

第十节　继发性高血压需要关注的症状有哪些

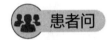

大夫，高血压是慢性病，需要长期吃药控制，可是我听说有人通过做手术治愈了高血压，高血压能彻底治好吗？

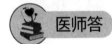

继发性高血压是病因明确的高血压，当查出病因并有效去除或控制后，作为继发症状的高血压可以被治愈或明显缓解。高血压人群中有 5％～10％ 为继发性高血压，有些症状对继发性高血压的诊断有非常大的帮助。

（1）蛋白尿、血尿、肾脏功能损害、贫血及肾区肿块等，见于肾实质性高血压。

（2）肌无力、肢端麻木、手足抽搐，多见于内分泌性高血压。由于其相应的激素如醛固酮、儿茶酚胺、皮质醇分泌过多，导致机体血流动力学发生改变而使血压升高。醛固酮升高引起的高血压水平随着病情的进展，血压渐高，对常用降血压药效果不及一般原发性高血压，部分患者可成为难治性高血压，同时出现心血管病变、脑卒中。由于本病血钾减低，肌肉受累，可造成肌无力或周期性瘫痪，常累及下肢，严重时可出现呼吸、吞咽困难；部分患者可表现为肢端麻木，手足抽搐，临床上称作为原发性醛固酮增多症。

（3）头痛、心慌、多汗、直立性低血压可能为嗜铬细胞瘤，是儿茶酚胺增多所致的高血压。表现为阵发性高血压或持续性高血压伴阵发性加重，压迫腹部、活动、情绪变化或排大、小便可诱发高血压发作，一般降压药物无效。发作时常伴头痛、心慌、多汗、直立性低血压。常伴有糖、脂质代谢异常，腹部肿物，心血管、消化、泌尿、呼吸、神经系统等相关体征。

（4）水牛背、满月脸、皮肤菲薄可能是库欣综合征，即皮质醇增多症。临床症状表现为向心性肥胖、水牛背、锁骨上脂肪垫，满月脸、多血质，皮肤菲薄、瘀斑、宽大紫纹、肌肉萎缩，高血压、低血钾、碱中毒，糖耐量减退或糖尿病，骨质疏松或有病理性骨折、泌尿系统结石，性功能减退，儿童生长、发育迟缓，神经精神症状。

（5）血压控制困难、腹部有血管杂音是肾血管性高血压最常见的表现。肾动脉狭窄，肾动脉主干狭窄或分支狭窄导致肾缺血，肾素-血管紧张素系统活性明显升高，表现为恶性顽固性高血压，使原来控制良好的高血压失去控制。

（6）夜间打鼾、呼吸暂停、白天嗜睡、头晕、无精打采，多合并睡眠呼吸暂停低通气综合征（SAHS），可引起血压升高。研究发现 40%～60% 的 SAHS 患者存在高血压，远高于高血压人群患病率，成为高血压的独立危险因素，SAHS 不仅引起日间、夜间血压升高，还可影响 24 小时血压正常的"构型"节律。SAHS 表现为夜间打鼾，往往呈鼾声-气流停止-鼾声交替出现，严重者可以憋醒；睡眠行为异常，可表现为夜间惊叫恐惧、夜游；白天嗜睡、头痛头晕、乏力，严重者可随时入睡，部分患者精神行为异常，注意力不集中、记忆力和判断力下降、痴呆等；个性变化，烦躁、激动、焦虑；部分患者可出现食欲减退，患者多有肥胖、短颈、鼻息肉，鼻甲、扁桃体及悬雍垂肥大，咽腔狭窄等。

第十一节　高血压危象的临床表现

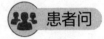

　　大夫，我的血压忽高忽低，控制不好，如果突然高了，有没有生命危险啊，会对身体造成什么损害？

医师答

　　高血压危象指在高血压基础上发生暂时性全身细小动脉强烈痉挛，导致血压急剧升高并引起心、脑、肾等重要靶器官功能不全的一系列临床症状。其诱因一般包括精神创伤、过度劳累、寒冷及内分泌失调等。高血压危象可有以下临床表现。

　　(1) 血压突然升高　收缩压 220～240mmHg，舒张压 120～130mmHg 以上。

　　(2) 交感神经强烈兴奋　发热、出汗、心率加快、皮肤潮红、口干、尿频、排尿困难及手足颤抖等。

　　(3) 靶器官损害

　　① 视力模糊甚至丧失，眼底检查可见视网膜出血、渗出，视乳头水肿等。

　　② 胸闷、气急、心悸、胸痛、咳嗽甚至咳泡沫样痰。

　　③ 尿频、尿少、血肌酐及尿素氮升高。

　　④ 一过性感觉障碍、偏瘫、失语，严重者嗜睡、昏迷等。

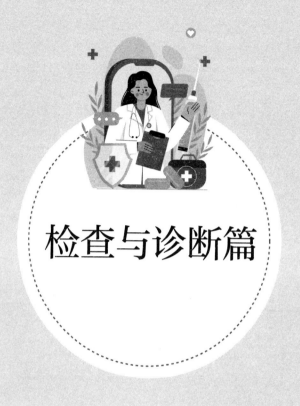

检查与诊断篇

  疾病检查是疾病诊断的关键和依据，一个精确的诊断对于疾病的治疗有着非常重要的意义。高血压患者要通过对一般情况、有无心血管疾病危险因素评估，从而明确是否存在靶器官损害，确定高血压危险分层，得出高血压准确诊断，确定个体化治疗方案。精确、有效地评估需依赖相关检查，本篇介绍高血压相关检查的意义以及诊断依据。

第八章
高血压的检查

高血压是全身性疾病，除血压本身升高之外，血压高通过多种机制对全身的脏器产生不同程度的损害。得了高血压并不是定期测测血压就可以了，应每天测量血压了解血压的动态改变，知道药物的治疗效果和尽早预防不良事件的发生；而且需进一步做一些必要的检查，才能了解高血压对脏器损害的程度，才能更好地治疗和预防。作为高血压患者应了解检查的必要性及意义。

第一节　高血压要做哪些检查

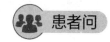

大夫，有没有高血压用血压计一测量不就可以了，为什么还要做其他一些检查呢，有用吗？

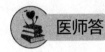 医师答

仔细的体格检查有助于发现引起高血压的病因和靶器官损害情况。体格检查包括以下几方面。

（1）首先要正确测量血压和心率，必要时测定立、卧位血压和四肢血压；测量体重指数（BMI）、腰围及臀围。

（2）观察　有无库欣面容（向心性肥胖、满月脸、多毛、紫纹等）、神经纤维瘤性皮斑、甲状腺功能亢进性突眼症。

（3）触诊甲状腺（双手有无震颤），心尖搏动位置，检查腹部有无肾脏增大（多囊肾）或肿块，检查四肢动脉搏动和神经系统体征，有无周围水肿。

（4）听诊　颈动脉、胸主动脉、腹部动脉和股动脉有无杂音。

（5）全面的心肺检查，包括肺部有无啰音，心脏大小、心率、心音、杂音等。

高血压患者常规需要做的检查有胆固醇、低密度脂蛋白、高密度脂蛋白、甘油三酯、肾功能、血尿酸、血糖、电解质，以及血常规、尿常规、心电图、心脏超声、肾脏超声、肾上腺超声、肾血管超声等。

以上检查主要是为了发现高血压的危险因素和是否存在靶器官损害。部分患者条件允许可以进一步完善眼底检查，高血压眼底病变分为：Ⅰ级，视网膜动脉变细，反光增强；Ⅱ级，动脉狭窄，动静脉交叉压迫；Ⅲ级，眼底出血，棉絮状渗出；Ⅳ级，视盘水肿。

 专家提示

关注高血压患者的心率

血压升高伴随慢性心率增快与高血压患者的不良预后紧密相关，高血压患者交感神经活性增加导致血管张力升高及心排

血量增多，血压升高和心率增快，最终导致心肌梗死或心力衰竭等心血管事件风险增加。心率快的高血压人群多合并更多的危险因素及靶器官损害。

高血压患者心率如何达标？首先，检测指标非常重要，除了临时检测心率外，应进行 24h 心率监测，要高度关注夜间心率变化，因为夜间心率预测价值比白天高得多；其次，心率不是越慢越好，心率太慢也会导致心血管事件增加。建议普通高血压患者，静息心率<70 次/分；合并冠心病或心力衰竭患者的静息心率<50～65 次/分。

第二节　高血压患者为什么要做肝功能检查

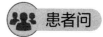

大夫，我最近有点头晕，在家量血压 170/110mmHg，您帮我看看需要检查什么？

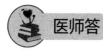

我国患肝脏疾病的人很多，有很多人不知道自己有肝病，也从来没有进行过肝功能检查。高血压患者检查肝功能的目的有以下几个。

（1）高血压患者往往合并有血脂升高或异常，需要服用降脂药，这些药物应用时有少数患者会出现肝功能异常。用药前不清楚肝功能状况，若在用药后发现肝功能异常时，就无法判断是原本就存在肝功能异常还是药物引起的肝损害。高血压患者血脂检查已经列为常规检查，肝功能检查也是十分必要的。

（2）肝功能是否正常对降压药选择也很重要。对肝功能正常的患者，降压药一般不会影响肝功能，但是肝功能不正常的患者服用降压药时是否对他们一点影响也没有，就很难说了。因此，最好选择不经肝脏代谢的降压药，减轻肝脏的负担。即使选择对肝功能没有影响，或影响很小的降压药，也需要依照药物说明书决定降压药的调整剂量。

第三节　高血压患者为什么要做肾功能检查

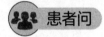

大夫，我就是血压高，身体没有其他毛病，需要查肾功能吗，我肾脏一直没问题。

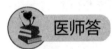

随着高血压病情发展，易引起肾脏器质性病变，出现高血压肾损害，甚至肾功能衰竭，高血压和肾脏有着密不可分的关系。所以，高血压患者一定要检查肾脏。患者应定期做尿常规检查和肾功能测定。

尿常规检查通过判断尿色、尿液透明度、尿液比重、酸碱反应、尿蛋白定性等综合评估肾脏情况，正常人 24h 尿比重在 1.015 左右，受饮食、运动、出汗等情况影响。24h 混合尿比重降低可见于尿崩症、慢性肾炎等肾脏浓缩功能减退时；比重增高，可见于急性肾小球肾炎、高热脱水、心功能不全等情况；尿蛋白检查是肾脏疾病诊断、治疗、预后观察的重要指标。

抽血化验可通过检测血尿素氮、血肌酐、尿酸、内生肌酐清除率、肾小球滤过率等指标评估肾小球功能。检测 α_1 微球蛋白、β_2 微球蛋白评估近端肾小管功能，通过尿浓缩稀释试验评估远端肾小管功能，通过综合评价高血压患者有无肾脏靶器官损害，进一步指导治疗方案及预后。

另外，肾实质性和肾血管性病变是继发性高血压中最多见的病因。肾病可导致高血压，同时肾脏又是高血压易受损的靶器官，可见患者做肾功能检查是非常有必要的。

第四节　高血压患者为什么做24h动态血压监测

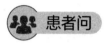

大夫，血压高低用血压计测量不就知道了，带24h动态血压间断测量，胳膊不舒服，还影响睡眠，有必要做吗？

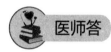

（1）动态血压能实际反映血压在全天内的变化规律，可获知更多的血压数据。

（2）去除了偶发高血压，避免了情绪、运动、进食、吸烟、饮酒等因素的影响，较为客观真实地反映血压情况。

（3）对早期无症状的高血压或临界高血压患者，提高了检出率并可使患者得到及时治疗。

（4）动态血压可指导药物治疗。在许多情况下可用来测定药物治疗效果，帮助选择药物，调整剂量与给药时间。

（5）可预测一天内心脑血管疾病突然发作的时间。在凌晨血压突然升高时，最易发生心脑血管疾病。

（6）判断高血压患者有无靶器官（易受高血压损害的器官）损害。有心肌肥厚、眼底动态血管病变或肾功能改变的高血压患者，其日夜之间的差值较小。

（7）动态血压对判断预后有重要意义。与常规血压相比，24h血压高者其病死率及第一次心血管病发病率，均高于24h血压偏低者。特别是50岁以下，舒张压$<105mmHg$，而以往无心血管病发作者，测量动态血压更有意义，可指导用药，预测心血管病发作。

第五节　高血压患者为什么必须做常规心电图检查

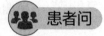 患者问

大夫，我最近血压控制不好，您帮我开点降压药就好了，我心脏没问题，还用做心电图吗？

 医师答

有的患者因为还不了解心电图检查的重要性，往往不愿意做心电图检查，认为自己心脏很好。其实有些心脏病变，用听诊器是听不出来的。心电图是了解心脏病变的一种快捷、方便、廉价的检查。为什么心电图检查在很多高血压指南中都列为常规检查项目呢？

首先，它影响高血压危险程度的评定和治疗，在高血压危险程度的评定中，心脏有病变，也是一个危险因素。在选择降压药时，就要选择既有降压作用，又能治疗心脏病变的降压药，而要避免使用对心脏病变有不良影响的降压药。

其次，如果高血压长期得不到控制，致使心脏负荷增加，久而久之，心肌就会肥大，耗氧量增多从而产生心肌劳损。在心脏还没有发生明显的形态改变时，通过体格检查及 X 线检查不易发现，而心电图却会出现异常图形，反映出这种变化，因此通过心电图的改变，便能判断出长期高血压对心脏的损害。所以说心电图应列为高血压患者的常规检查项目之一。

第六节　高血压患者为什么要做 X 线胸片检查

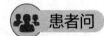 患者问

大夫，X 线胸片不是看肺部情况的吗，我只是高血压，还需要做吗？

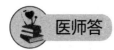

　　X线胸片检查是为了确定高血压患者心脏功能状况，并判断是否有心脏肥大，是否存在心肌损伤或合并冠心病等。

　　受检者取站立位，一般在平静吸气下屏气投照。心血管的常规胸片检查包括后前正位、左前斜位、右前斜位和左侧位照片。

　　正位胸片能显示出心脏大血管的大小、形态、位置和轮廓，能观察心脏与毗邻器官的关系和肺内血管的变化，可用于心脏及其径线的测量。

　　左前斜位片显示主动脉的全貌和左右心室及右心房增大的情况。

　　右前斜位片有助于观察左心房增大、肺动脉段突出和右心室漏斗部增大的变化。

　　左侧位片能观察心、胸的前后径和胸廓畸形等情况，对主动脉瘤与纵隔肿物的鉴别及定位尤为重要。

　　为了观察患者的左心室肥厚和心脏增大程度，常需定期拍摄X线胸片。

第七节　高血压患者为什么需要做心脏彩超检查

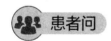

　　大夫，我近2天血压很高，不头晕，但是一活动心慌、气短，这是血压、心脏还是肺的毛病，需要做什么检查吗？

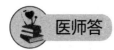

　　心脏彩超也是为了确定高血压患者的心脏功能。长期、持续的高血压导致心肌重构，心肌张力增加，引起病理性心肌细

胞肥大、心肌肥厚，表现为左心室肥大，左心室压力增加传导至左心房，引起左心房结构和功能受损，各种神经、体液系统激活，加重心肌重构，导致心力衰竭的发生。心脏彩超是唯一能动态显示心腔内结构、心脏的搏动和血液流动的仪器，对人体没有任何损伤。

心脏探头就像摄像机的镜头，随着探头的转动，心脏的各个结构清晰地显示在屏幕上。比如先天性心脏病，其总数不下于100种的畸形都能用心脏彩超显示出来。我们能在屏幕上看到残留的孔洞以及通过该孔的血流；能看到瓣膜的增厚、开口减小及通过该瓣口的高速血流；能看到心脏结构左、右及前、后位置上的变化，以及由此造成的血流路径的改变；能看到异常位置的心脏伴发的各种畸形。

第八节　高血压患者有必要做眼底检查

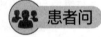

大夫，血压高可以造成头晕、头疼，怎么有的人还出现视力下降，需要做什么检查评估眼睛情况？

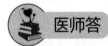

高血压患者病情发展到一定程度时，通过观察眼底小动脉硬化的程度，可判断高血压的轻重程度。如果怀疑患有高血压，必须配合做眼底检查，这是基本常识。眼球和脑是密切连接的。除了第二对脑神经之外，从脑动脉分支的小动脉也出现在眼底。所以，眼底小动脉的硬化和脑部血管硬化没有什么差别。

眼底检查是用眼底摄影机，采用直接检查被检查者的眼球的方法。如果检查结果显示眼底的血管并没有特别的变化，那么，即使血压高也不必太担心，因为至少没有脑卒中的危险。相反，如果眼底小动脉硬化的情形相当严重的话，虽然血压不太高，但也有脑卒中的危险。通常对早期患者作眼底检查可以发现小动脉痉挛性收缩，病情较重者可见到血管反光增强，管径不规则，且有动静脉交叉压迫现象，血管硬化可见银丝状。因此，眼底检查很重要，早期反映高血压对靶器官的损害。

第九节　高血压患者什么时候需要做 CT 检查

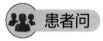

大夫，我平时血压控制不好，但没什么症状，现在头疼厉害，需要做什么检查？

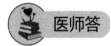

一般情况下并不需要做 CT 检查。那么在什么时候就需要做 CT 检查呢？

（1）在发生脑卒中时，即老百姓常说的中风时，必须及时行头颅 CT 检查。脑出血在发病后很快就能发现，脑梗死一般则要在 24h 后才能发现。而脑梗死与出血治疗原则上差别很大，因此及时行 CT 检查，初步明确卒中性质，及早治疗，对于患者的预后至关重要。

（2）腔隙性脑梗死的发病率很高，占到脑梗死总数的近 70%。其主要是由于长期的高血压导致小血管闭塞所致。年龄 60 岁以上的老年人，行头颅 CT 检查多见于腔隙性脑梗死病灶。有些患者比较年轻，但长期血压控制得不好，加上肥胖、高脂血症等，更加容易患上腔隙性脑梗死。即使血压控制得好，中老年人一旦出现原因不明的肢体无力、记忆力减退、动作失调、说话含糊不清等症状，也要引起充分重视，如果出现类似症状，应该到医院做个 CT 检查，必要时，甚至行头颅核磁检查。

（3）在怀疑脑部以外与血压相关的病变时，例如嗜铬细胞瘤和原发性醛固酮增多症，要明确病变的部位，就要进行腹部的 CT 检查。

第九章
高血压的诊断

第一节　怎样诊断高血压

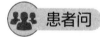

大夫，我最近工作压力大，睡眠也不好，头昏脑胀，去诊所量血压是 150/100mmHg，以前血压一直正常，这算高血压吗？

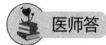

高血压定义为未使用降压药物的情况下，诊室测量安静休息坐位时上臂肱动脉部位血压，一般需不同日测量三次血压值，收缩压均≥140mmHg 和（或）舒张压≥90mmHg。根据血压水平分为正常血压，正常高值血压，1、2、3 级高血压，单纯性收缩期高血压；还根据危险因素、靶器官损伤和所伴随临床疾病进行危险分层。血压水平分类和定义见表 8-1。

表 8-1　血压水平分类和定义

分　类	收缩压/mmHg		舒张压/mmHg
正常血压	＜120	和	＜80
正常高值血压	120～139	和(或)	80～89
高血压	≥140	和(或)	≥90
1级高血压(轻度)	140～159	和(或)	90～99
2级高血压(中度)	160～179	和(或)	100～109
3级高血压(重度)	≥180	和(或)	≥110
单纯性收缩期高血压	≥140	和	＜90

注：当收缩压和舒张压分属于不同级别时，以较高的分级为标准。

一、单纯性收缩期高血压

单纯性收缩期高血压是指一个人仅仅收缩压超过正常范围，而舒张压不高。单纯性收缩期高血压多发生于年龄 60 岁以上的老年人，所以又叫老年性单纯性收缩期高血压，简称老年性收缩期高血压，只有少部分发生于青年人高动力循环状态。单纯性收缩期高血压的标准为收缩压≥140mmHg，舒张压＜90mmHg。老年性单纯性收缩期高血压又分为 2 级，1 级为 140mmHg≤收缩压≤159mmHg并舒张压＜90mmHg；2 级为收缩压≥160mmHg 且舒张压＜90mmHg。

二、高血压急症和亚急症

原发性或继发性高血压患者在某些诱因作用下，血压突然会显著升高（一般≥180mmHg 和/舒张压≥120mmHg），同时伴有进行性心、脑、肾等靶器官功能不全表现，包括高血压脑病、脑出血、脑梗死、心力衰竭、急性冠脉综合征、主动脉夹层等。需要注意的是一部分高血压急症血压并不是特别高，可能仅为中度高血压，但伴有主动脉夹层、急性心肌梗死、急性左心衰等，对靶器官影响严重，也应视为高血压急症。

高血压亚急症是指血压明显升高，但不伴有急性靶器官损害。有无新发急进性靶器官损害是区别高血压急症和亚急症的唯一标准。高血压急症常需要静脉用药，在数分钟至数小时将血压将至一定水平；高血压亚急症通常只需口服药物治疗，在数小时至数天内缓慢降压治疗，二者同时都需评估是否为其他原因引起的继发性高血压。

三、难治性高血压

高血压患者在改善生活方式的基础上，尽管应用了可耐受的足量且合理的 3 种降压药物（一种包括噻嗪类利尿药）至少治疗 4 周后，诊室和诊室外血压仍然在目标水平之上，或至少需要 4 种降压药物才能使血压达标时，也称为顽固性高血压（或难治性高血压）。

 专家提示

（1）确诊患者是否为难治性高血压需要采用诊室和诊室外血压测量值。

（2）要积极寻找血压控制不良原因和并存疾病因素。

四、肾血管性高血压

肾血管性高血压主要由于肾动脉狭窄引起肾脏的血流减少，激活肾素—血管紧张素系统，导致血压升高。肾动脉狭窄诊断的无创性检查方法有超声检查、螺旋 CT 血管成像（CTA）、磁共振血管成像 MRA，确诊肾动脉狭窄的金标准为肾动脉造影。

五、高血压脑病

高血压脑病患者血压急剧升高可达（200～260）/（140～180）mmHg 或血压较前明显升高（收缩压升高＞50mmHg，舒张压升

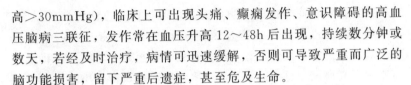

高＞30mmHg），临床上可出现头痛、癫痫发作、意识障碍的高血压脑病三联征，发作常在血压升高12～48h后出现，持续数分钟或数天，若经及时治疗，病情可迅速缓解，否则可导致严重而广泛的脑功能损害，留下严重后遗症，甚至危及生命。

高血压脑病患者应当同时具备以下三个条件。

① 突然出现血压迅速升高，尤以舒张压＞120mmHg为重要特征。

② 出现神经系统异常表现，以颅内压增高和局限性脑组织损害为主，突发剧烈头痛，常伴呕吐、黑矇、抽搐和意识障碍，一般在血压显著升高12～48h后发生。

③ 经紧急降压治疗后，一般在数小时内症状和体征随着血压下降明显减轻或消失，不遗留任何脑损害后遗症。

第二节　怎样诊断妊娠高血压

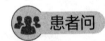

大夫，听说有人因为高血压引产，我现在怀孕6个月，最近有点头晕、乏力，这是妊娠高血压引起的吗？

医师答

妊娠高血压疾病的主要症状有高血压、蛋白尿、水肿等。妊娠高血压疾病包括以下几种。

① 妊娠高血压：指妊娠期首次出现高血压，收缩压≥140mmHg和（或）舒张压≥90mmHg，于产后12周内恢复正常，尿蛋白阴性，产后方可确诊。

② 子痫前期：妊娠20周后出现收缩压≥140mmHg和（或）舒张压≥90mmHg并伴蛋白尿产生，依据蛋白尿严重程度及是否合并靶器官损害可分为轻度和重度。

③ 子痫：子痫前期妇女发生不能用其他原因解释的抽搐。

④ 妊娠合并慢性高血压：妊娠前血压≥140/90mmHg 或妊娠 20 周之前诊断为高血压但不是因为妊娠期滋养细胞疾病所致，或在妊娠 20 周之后诊断为高血压并一直持续到产后 12 周以后。

⑤ 慢性高血压并发子痫前期：妊娠 20 周之前没有蛋白尿的高血压孕妇，新出现蛋白尿≥300mg/24h，或妊娠 20 周之前有蛋白尿的高血压孕妇出现蛋白尿或血压的突然增加。

第三节 怎样诊断儿童高血压

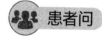

大夫，他们说小孩也可以得高血压，那和成人高血压有区别吗，血压多高可以确诊为高血压？

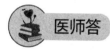

儿童高血压诊断标准尚不统一，以原发性高血压为主，通常没有明显的临床症状，与肥胖密切相关，多经改善生活方式可治疗；当出现血压明显升高时，多为继发性高血压，以肾性高血压为主。目前国际上采用高于该年龄组血压百分位数值，来诊断儿童高血压。如新生儿血压大于 90/60mmHg，婴幼儿血压大于 100/60mmHg，学龄前儿童血压大于 110/70mmHg，学龄期儿童血压大于 110/80mmHg，并经多次证实，即可诊断。

儿童高血压早期可无明显的自觉症状，当血压明显升高时，会出现头痛、头晕、眼花、恶心、呕吐等症状。婴幼儿因不会说话，常表现哭闹、过于兴奋、易怒、夜间尖声哭叫等。血压过高，还会发生高血压危象。继发性高血压儿童除有上述表现外，还伴有原发病的症状。

第四节　睡眠呼吸暂停综合征引起的高血压如何诊断

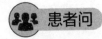 患者问

大夫，我吃了好多种降压药血压仍然高，大夫让我去做睡眠呼吸监测，这之间有什么关系？

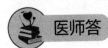 医师答

通过同步的睡眠呼吸监测及持续血压监测发现夜间血压升高，血压的增高不仅呈现于夜间，也呈现于清醒后及日间，而且血压增高值与睡眠呼吸暂停严重程度密切相关。血压大多在早晨最高，单纯药物治疗效果差。经过治疗，睡眠呼吸暂停获得完全或显著缓解后，血压也获得了明显下降，甚至达到正常。

发病原因可能与睡眠时呼吸浅慢、暂停、呼吸道分泌物过多、血氧饱和度下降、二氧化碳浓度升高而致的交感活性增高有关。交感活性亢进可造成周围阻力小动脉发生代偿性改变，使之出现血压升高。

第五节　尽早诊断"恶性高血压"非常重要

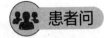 患者问

大夫，高血压是慢性病，怎么有的人突然血压升高还有生命危险，要怎么预防呢？

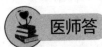 医师答

恶性高血压起病急、进展快、病情重、预后不良，自觉症状中

以头痛的发生率最高，其次是出现进行性视力障碍，眼底有视网膜出血及渗出，常有双侧视神经盘水肿。另外肾脏损害突出，表现为持续蛋白尿、血尿及管型尿，并可伴肾功能不全。恶性高血压进展迅速，如不给予及时积极治疗，常常发生急性左心衰竭、脑卒中及肾功能衰竭，引起严重的后果，也是患者死亡最常见的原因。所以恶性高血压必须尽早诊断，及时治疗！

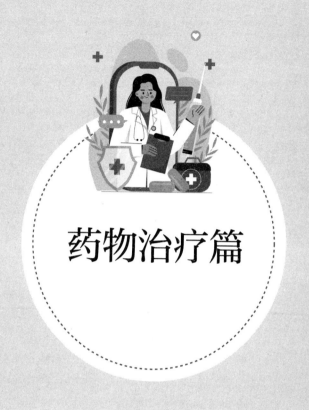

药物治疗篇

　　药品对人类健康是一把双刃剑，可防治疾病，但对机体也存在副作用和不良反应，如何用好这把剑，就要从合理用药开始。用药时要选择适当的药物、适当的剂量、适当的服用时间和途径、适当的疗程以及适当的治疗目标，要"合理用药""安全用药"以达到对疾病治疗的最佳疗效。高血压药物种类繁多，功效各异，本篇向大家介绍高血压药物治疗相关知识。

第十章
药物治疗的策略

第一节　药物治疗的目的

大夫，我体检的时候量血压160/100mmHg，我也不难受，也没吃过药，没有症状还用治疗吗？

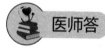

高血压可以造成心、脑、肾脏、血管等靶器官损害，引起冠心病、心力衰竭、肾功能不全、脑卒中等并发症，有较高的致残率和致死率，积极控制血压能有效控制高血压进展，保护相关靶器官功能，预防高血压急症、亚急症的发生，最大程度地降低心脑血管并发症发生与死亡的总体危险。

血压控制多少为达标呢？根据2019《高血压基层诊疗诊治》推荐如下。

（1）老年的降压目标　65～79 岁的普通老年人血压应先降至150/90mmHg 以下，如能耐受还可进一步降低至＜140/90mmHg，年龄≥80 岁的老年人应降至＜150/90mmHg。

（2）高血压伴冠心病　血压应降至＜140/90mmHg，如能耐受，可将血压降至＜130/80mm，舒张压不宜降得过低。严格血压控制可降低心血管事件发生率，但并非血压降得越低越好，正常心肌供血主要在心室舒张期，舒张压降至过低，会导致冠状动脉灌注不足，引起心肌缺血。

（3）高血压合并心力衰竭　降压目标为＜130/80mmHg。

（4）高血压合并肾脏疾病　对于无白蛋白尿患者目标血压应降至＜140/90mmHg，有白蛋白尿者要降至＜130/80mmHg。

（5）高血压合并糖尿病　降压目标为＜130/80mmHg。

（6）高血压合并脑卒中　病情稳定的脑卒中患者血压应降至＜140/90mmHg。

在药物选择方面，应根据患者的具体情况选择合适的药物和配伍，使用对心血管有保护作用的药物，选择相对充分的长效降压药。还应根据患者的具体情况将血压控制逐步达标，一般需至少 4 周的时间，简单的概括为"病程长，血管硬，达标时间长；病程短，血管软，达标时间短"。

 专家提示

高血压患者应从何时开始药物治疗

一旦明确患了高血压，就要在改变生活方式（如戒烟、低盐、控制体重等）基础上，根据血压水平及危险程度决定是否开始服用抗高血压药。血压越高，危险程度越高。只要血压超过 160/100mmHg，就应立即开始服用抗高血压药，而且大多数需要服用两种抗高血压药，才能达到目标血压。

所谓目标血压是指一般患者应低于 140/90mmHg，而合并糖尿病或肾病的患者要低于 130/80mmHg。如果血压不超过 150/95mmHg，且没有任何其他危险因素（如肥胖、血脂异常、糖尿病及心、脑、肾并发症等），可以先改变生活方式，同时监测血压 3～6 个月，如仍不能达到目标血压，应该开始服用抗高血压药。

高血压是慢性病，多数需要终身服用抗高血压药，但对于 1 级高血压患者，并非绝对需要服药，如果经治疗后血压一直低于 120/80mmHg，抗高血压药可以适当减量，尤其在夏天。如果抗高血压药减量后，血压仍然正常，也可试着停服抗高血压药，但要始终监测血压，一旦血压升高，立即恢复药物治疗。

患高血压不一定都需药物治疗，可根据高血压分级和危险程度而决定药物治疗开始时间。

（1）低度危险患者 首先改变生活方式，限制食盐每日在 6g 以下；维持体重不超过标准体重 20%；限酒，男性每日酒精摄入量为 20～30g，女性为 10～20g；控制饱和脂肪酸和胆固醇摄入量；无心血管并发症可进行轻度有氧运动；戒烟。每 2 个月测血压 1 次，如 6 个月后血压仍高于或等于 140/90mmHg，可在医师指导下进行小剂量药物治疗。

（2）中度危险患者 可按上述要求改变生活方式，每月测血压 1 次，如 3 个月后血压仍高于 140/90mmHg，则应在医师指导下开始药物治疗。

（3）高度危险患者 除改变生活方式外，应立即在医师指导下，选用合适药物进行治疗。

第二节 降压药物应用应遵循的基本原则

大夫，我现在每天量的血压都是 110/70mmHg 左右，还一直吃降压药会不会血压太低了，需要停药吗？

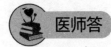

1. 坚持长期用药

即使血压降至接近正常也应坚持用药，观察血压是否升高，切忌自行停止当前的降压药物。也有部分患者经综合治疗后，无需再口服降压药，也需逐渐减量、减少服药次数，并密切观测血压，直至停药。

2. 缓和、持久降压

口服制剂是大多数高血压患者的选择，除恶性高血压外，对血压显著增高多年的患者，血压下降不宜过多或过快，以免给患者带来不适和对主要脏器产生不良影响。

3. 坚持个体化用药

根据患者对药物的敏感性、病情严重程度、合并症情况以及患者个人意愿或承受能力等情况选用合适有效的药物。

4. 起始剂量

在选用任何一种药物开始治疗时，一般患者采用常规剂量，对于老年人特别是高龄患者治疗初始要采用最小有效剂量。俗话说"是药三分毒"，我们要减少药物的毒副作用，特别是老年人对药物代谢降低，另外降血压不是一蹴而就，除恶性高血压外，一般血压升高需要缓慢平稳降压，大剂量降压药可能使血压下降过快或降至过低，影响重要脏器灌注及引起患者不适。

5. 长效降压药物

优先选择长效降压药，能有效控制24h血压，更能有效预防心脑血管并发症，同时还能减少服药频次，提高服药依从性。

6. 联合用药

对于收缩压≥160mmHg和（或）舒张压≥100mmHg，心血管危险评分高危及以上的患者，或用一种药物治疗2～4周效果不佳时，可选择联合用药以达到降压协同疗效，同时注意药物之间的互补作用，选择具有协同作用的药物，避免相互加重毒副作用或者出现互相拮抗的作用。

7. 减量要慢

经过治疗后，血压已得到有效控制，可逐渐减少降压药剂量。注意不要突然停药，以防发生撤药综合征。

第三节　高血压能彻底治愈吗

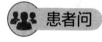

大夫，高血压每天都需要吃药，时间长了对肝、肾都不好，有什么方法能彻底根治高血压？

医师答

许多患了高血压的人最关心的问题之一就是高血压能否根治。目前绝大多数患者为原发性高血压，是一种慢性、终身疾病，可防可控，但目前的医学对于这种疾病没有根治的确切办法。

高血压不能被治愈但不是不治之症，目前医学已经对这种疾病有了很深的了解，高血压只是一种慢性病，只要充分降压，长期让血压保持在正常范围，高血压的危害就能控制。现在有许多的非药物和药物方法控制血压，预防高血压引起的并发症。高血压患者完全可以通过自身调节（生活调节和非药物方法）和药物治疗达到血压正常和维持健康的目的。所以我们也常常看到有些老人虽然已经八九十高龄了，患高血压也几十年了，但是长期坚持生活调适和药物治疗，血压控制得比较好，身体依然很硬朗。

对于年轻的患者患了高血压就心情沮丧是不利于血压控制的。现在的医学技术已经可以用药物将这种疾病的危害降低到很小，高血压患者如果血压控制得当几乎和正常人寿命一样。而且医学也在不断发展进步，终有一天我们会战胜这种慢性病的困扰。

第四节　坚持服药，时间有讲究

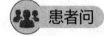

大夫，我身边高血压患者一般都是自己去药店买点药，有时候还记不住按时吃药，什么时候想起来什么时候吃，降压药有规定服用时间吗？

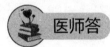

人体正常血压按照"两峰一谷"的规律进行波动，即上午6～10时血压升至第一个高峰，下午4～6时为血压的第二个高峰，夜间睡眠状态下血压较白天血压平均水平低10％～20％，将这些血压波动的点连为一条线，呈"杓型"，这种生理性波动有益于心脑血管的健康。高血压患者血压波动呈现不同形式，根据动态血压分为杓型、非杓型、反杓型、超杓型高血压。

杓型高血压患者血压波动规律如上所述，优先选择长效药物平稳控制血压，应在清晨7点左右服药，降低上午高血压，也可避免夜间血压过低。对于短中效药物应晚上服药，时间不宜过晚，应于下午5～6时服用，如果在晚上临睡前服用降压药，有可能导致血压在夜间降得太低。特别是老年人，多患有动脉硬化，血管弹性减弱，血压自动调节作用减低，夜间血压下降得更明显。当血压下降至低于自动调节能力的下限时，血流缓慢，脑部血流量明显减少，严重时可发生脑梗死。

对于非杓型高血压即血压变化不符合上述规律，服药时间应根据个人情况进行调整，在血压高峰出现前1～3h服药。

反杓型高血压患者血压变化规律为夜间血压不降，甚至高于白天血压，应选择长效降压药物平稳控制血压波动。

超杓型高血压为夜间血压降低明显，应尽量避免晚上服用降压药。

专家提示

应根据药物类型和剂型来选择合理的服药时间

每日 3 次短效降压药，第一次服药时间应在清晨醒后即服，不要等到早餐后或更晚，最后一次应在下午 18 时之前，也就是在血压高峰出现前半小时至 1h 给药效果最好，不可在睡前或更晚时服用降压药。长效控释、缓释制剂每日只服用一次，应清晨醒后即服用，这种服用方法可有效控制上午血压升高，既能使白昼的血压得到良好的控制，又不使夜间的血压过度下降，起到稳定 24h 血压的目的；同时，实践已证实这样服药比均衡给药的脑卒中发生率低 50％～70％。

第五节 终生服药是治疗高血压的唯一方法

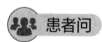

大夫，我血压高也不难受，我也不吃药，他们说降压药吃了就不能停了，长期吃药对身体副作用也大，有什么方法可以治愈高血压，不用长期吃药了？

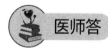

在目前医学科技发展的条件下，还没能找到高血压发病的根本原因，所以，不能从根本上治愈高血压，积极、长期、规律性降压治疗是控制高血压、预防并发症最有效的方法。降压药物是通过某种途径或使心脏输出量减少、或使血管扩张、或使中枢神经兴奋性下降、或使收缩血管物质抑制来降低血压，并不能彻底纠正功能的异常，也

就是说，目前的治疗是治"表"，而不是治"本"。对绝大多数的高血压患者来讲，在高血压不能治愈的前提下，是需要终身服药的。同时，还必须保持良好的生活方式。但是有的人把年轻当资本，以为不服药也没关系，身体熬得过去；有的人服药不按时按量，吃吃停停，觉得没什么不适感觉，其实存在潜在的危险。高血压最大的问题在于它不一定有症状，患者虽然自我感觉良好，但是实际上心、脑、肾等靶器官都在不知不觉中被损害，所以三十多岁发生心肌梗死、脑卒中、肾功能衰竭的并不少见，此时降压药物已经很难逆转病理改变，而且要用多种药物才能将血压降低，因此，高血压患者应当要考虑尽早接受降压治疗。高血压的规范治疗不单只是坚持服药，还包括血压达标，如果服药后血压不达标，药就等于白吃了，病情就得不到控制，并发症也很难预防。按照医师要求，高血压患者通常一个月（最多三个月）应复诊一次，同时每天还要在家自我监测晨起血压。

 专家提示

错误观点：血压稍高，不必吃药，否则就要终生服药

不吃降压药而任凭血压持续升高，虽然在短期内看不出对身体的损害，但长期下来必然对身体造成严重损害。不服药的观点不但错误而且极其危险，是毫无远见的短视行为。药物虽然都有一定的毒性，但能起到降低血压保护相应器官的好处，益远远大于弊。

第六节 短、中、长效抗高血压药各自的特点

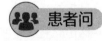 患者问

大夫，药房有各种各样的高血压药物，作用时间有长有短，我们

怎样选择适合自己的降压药?

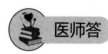

　　根据药物在血液中维持有效的作用时间来评定抗高血压药的作用时间长短。

　　短效抗高血压药一般维持的时间在5～8h。常用的硝苯地平约5h,卡托普利约6h。所以,这类药物每日必须服用3次,否则就不能保证有效的抗高血压效果。这类药的维持作用时间不长,但起效作用时间却很快,如硝苯地平仅需3～15min、卡托普利需15～30min。所以,在遇到血压突然升高时,常用这些药作为急救药。

　　中效抗高血压药在血液中维持的时间为10～12h,如硝苯地平控释片,服用后能维持血液中最低的有效药物浓度在12h以上,尼群地平也可以维持6～15h,依那普利则可达11h左右。服用这类药,每日可以2次。

　　长效药要求能维持抗高血压疗效在24h以上。作用时间最长的是氨氯地平、培哚普利,但这些药达到稳定的抗高血压作用时间也较长,一般需4～7天。所以,患者服用这些药后不要着急,起效慢一些,并不是没有效果。长效药每日只需服用1次。

第七节　高血压服药治疗误区

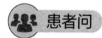

　　大夫,我血压怎么这么高了,平时高了吃点药就好了,也不用长期吃,也不难受,怎么突然就头晕、胸闷这么厉害,我以前从来没有。

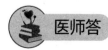

　　误区之一:以自我感觉来估计血压的高低。

有些患者血压很高，却没有症状；相反，有些患者血压仅轻度升高，症状却很明显。这是因为每个人对血压升高的耐受性不同，加上靶器官损害程度有时候与血压高低也不一定完全平等。因此，凭自我感觉来估计血压的高低，往往是错误的，也容易延误了治疗。正确的做法是定期主动测量血压，每周至少测量两次。

误区之二：血压一降，立即停药。

患者在应用降血压药物治疗一段时间后，血压降至正常，即自行停药；结果在时间不长后血压又升高，血压较大幅度的波动，将会引起心、脑、肾发生严重的并发症，如脑出血等。正确的服药方法为坚持规律服药或根据血压下降情况缓慢减量，达到平稳控制血压的最小药物剂量。

误区之三：采用传统的服药方法。

传统的每日 3 次的服药方法没有考虑患者的血压变化规律，只是一味地考虑降低血压，结果是清晨时的血压控制不理想，而下午和夜间常使血压偏低。新的服药方法为每天清晨醒后 1 次性服药，可以有效地防止清晨醒后的血压剧烈变化，使血压处于比较平稳状态，因此效果较好。

误区之四：降压过快过低。

一些高血压患者希望血压降得越快越好，这种认识是错误的。因为，血压降得过快或过低会使患者感到头晕、乏力，还可诱发脑血栓形成等严重后果。

误区之五：不根据具体情况，一味追求血压达到正常水平。

六十岁以上的老年人，均有不同程度的动脉硬化，因此偏高些的血压，有利于心、脑、肾等脏器的血液供应。如果不顾年龄及患者的具体情况，而一味要求血压降压到"正常"水平，势必影响上述脏器的功能，反而得不偿失。正确的做法是根据患者的年龄、脏器的功能情况，将血压降到适当的水平，特别是老年人，不可过度降低血压。

误区之六：单纯依赖降压药，不做综合性的治疗。

高血压的病因较多，因此，治疗也需要采取综合性的措施，否则就不可能取得理想的治疗效果。正确的做法是除选择适当的药物外，还要注意劳逸结合，饮食宜少盐，适当参加文体活动，避免情绪激动，保证充足睡眠，肥胖者应减轻体重等。

专家提示

如何选择适合自己的抗高血压药

抗高血压药的"好"与"不好"，除了肯定疗效以外，还有一个非常重要的问题，就是根据每个人的实际情况看能否承受。

首先，药物对人体有否明显的不良反应，这是涉及到能否坚持长期服用的基本保证。有些不良反应可以通过联合用药来消除，如有些钙拮抗药会引起心率加快或脚肿，这时可加服小剂量的β受体阻滞药和利尿药来解除这些症状。也有些不良反应则无法消除，如中、短效的钙拮抗药对一些人可引起面红、头痛，普利类药在某些人中会发生咽痒、干咳，使人忍受不了。遇到这种情况，药物的抗高血压疗效再好，也无法长期应用，对个人来说不能称之为"好药"。但对没有发生不良反应的人却是个"好药"。

还有就是个人的经济承受能力。在疗效差不多的基础上，选择在经济上能够长期接受的药，也能算是"好药"，这也是个体化治疗的一个方面。

对个人来说，不论哪类抗高血压药，不管是长效还是短效，不分新老，不分贵贱，只要能把血压降下来，又没有明显不良反应，就是"好药"。

第八节　降压药的不良反应

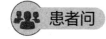

大夫，我高血压5年多了也没什么事，长期口服降压药反而会有

好多不良反应，我还用长期吃药吗？

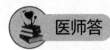

因为降压药所带来的一过性不良反应，高血压患者可能会放弃治疗，但这是错误的。有些药物引起的不良反应会随时间推移而逐渐减轻或消失。如患者服药后出现较明显的不良反应，可请专科医师指导用药。

对于降压药的不良反应，可从以下两方面来认识。

（1）极易引起严重肝、肾功能损害的药物，应高度重视，用药时一定要听从医师的建议，并定期监测相关指标。一旦出现不良反应，要马上停药。

（2）服药前要搞清楚自己是否有该药物的禁忌证。如已有肝、肾功能异常的患者，不要选用有肝、肾功能损害的药物。

那么又应该如何应对降压药的不良反应呢？

（1）服药应从小剂量开始，或减少服药的次数，如每次服半片，然后再逐渐加至正常量。建议中老年人尽量服用长效制剂。

（2）患者可搭配用药，以最大限度地降低药物不良反应，如服药后出现心跳加快的情况，可同时服用小剂量的β受体阻滞药。

（3）患者在服用易引起浮肿的降压药物时，可同时服用小剂量的利尿药；服用排钾利尿药时，可适当补充钾或多吃含钾的食物；若服药后有胃肠不适症状，可采取饭后服药的方法，以减轻不良反应。

降压药若服药后有胃肠不适症状，可采取饭后服药的方法，以减轻不良反应……

第九节　高血压患者擅自停药的理由

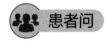
患者问

大夫，我工作繁忙，经常需要应酬，喝酒不能吃药，虽然我血压高但是不难受，所以就把药停了。

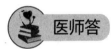
医师答

高血压是一种慢性疾病，也是一种终生的疾病，如果停药很容易导致病情反复。高血压患者因随意停药，加重病情，甚至死亡的案例屡见不鲜。以下八类人最容易擅自停用。

1. 工作繁忙，经常忘记服降压药

特别是中年高血压患者由于工作繁忙，压力大，很多时候是无暇顾及身体健康，以致经常忘记服药，造成了被动停药。坚持每天早上洗漱后服药，每天服用 1 次，可以控制 24h 血压。

2. 自认为好转

有些患者没有头晕、头痛等不适症状，就自认为高血压好转而停药。因此，患者即使没症状，也要定期测血压，不可随意停药。

3. 运动锻炼

每天锻炼就能降血压，无需再用药。虽然说规律运动、微微出汗状态下的运动确实有助降压，但其降压作用有限，有时血压暂时恢复正常，也可能继续波动。患者必须经专业评估，由医师决定是否调整剂量或停药。

4. 药物有副作用

各种药物都是由国家药监局批准上市销售的，都通过了完整的有效性与安全性评估，只要在推荐使用剂量范围之内，通常非常安全，如出现不良反应，需经医师帮助调整药物。

5. 自以为"痊愈"

有的患者以为经过治疗后，认为高血压"痊愈"了，但迄今为止，高血压仍不能彻底根治。而长期没有得到控制的高血压会造成血管硬化，全身各个脏器都会受损。身体健康的前提是血压必须平稳，因此降压药需要长期服用。

6. 年龄自然现象

有些患者认为高血压是老人常见的现象，年龄大了，血压都会高一点，不用一直吃药。血压水平随年龄升高而升高，需要继续服用降压药。此外，限制钠盐摄入、加强体育锻炼等，可以延缓动脉硬化的进程，使动脉血管在老年期仍然富有弹性，维持正常血压。

7. 夏天血管舒展，血压自然会降低，可以停药

夏天是否需要调整降压方案，主要看是否有明显低血压症状。如果有，应该减少剂量，甚至停药。但如果只根据一天或一周的炎热天气而调整用药，会大幅增加血压波动性，增加了心血管病风险。

长期坚持健康的生活方式，如低盐饮食、体育锻炼等，血压恢复正常甚至较低水平，在详细诊断评估基础上，可以停药。还有就是有些人在医院测量血压时，精神紧张，导致血压一过性升高，结果被医师误诊为高血压。如果通过24h动态血压监测或在家中测量血压，发现一切正常，即可确定为"白大衣高血压"，应停服降压药。发生并发症后血压偏低，有些高血压患者在发生脑卒中、心肌梗死或心力衰竭后，血压明显下降到正常甚至较低的水平，此时应在医师指导下调整降压治疗方案。

第十节　为什么有些高血压患者服抗高血压药效果不好

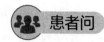

大夫，我每天都在吃药，吃了好多种，但是血压总是控制不好，是不是需要换其他药试试？

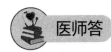

根据调查显示，有将近三分之一服用抗高血压药的患者自诉药物效果不佳，然而临床观察结果表明，许多抗高血压药的降压有效率高达80％～96％。那么，究竟是什么原因造成抗高血压药失灵呢？由于高血压受精神因素的影响甚大，因此欲使血压控制到满意的水平，不能仅仅需要依赖抗高血压药物，还必须同时注意以下几个方面的因素。

1. 抗高血压药的种类选择不当

有些高血压患者没有到医院正规检查过，所服的药物也不是专科医师开的，而是轻信游医，或看到了广告，自己擅自购药服用的。殊不知，高血压患者选用抗高血压药不应该是随意的，而是要遵循一定原则的。例如，高血压伴有明显水肿，可选用利尿药；伴有心跳过快，应选用 β 受体阻滞药（如普萘洛尔、阿替洛尔）；由醛固酮增多引起的高血压，应选用安体舒通；肾脏病引起的高血压，可选用巯甲丙脯酸、苯那普利等。以上药物可以单独或联合应用，应视病情而定。由此可见，选用抗高压药是有许多学问的，患者服药必须在医师的指导下正确使用。

2. 抗高血压药的服用方法不当

患者经过一段时间的服药后，往往都能取得一定的疗效，这时必须根据情况合理调整用药剂量，否则就会影响抗高血压效果。而有些高血压患者却不是这样，感觉良好了就自行减量，甚至停药；觉得头痛、头晕了就又开始服药。这样的服药方法不仅不能有效地控制血压，而且达不到治疗高血压的目的。因此，高血压患者不可根据感觉随便更改用药剂量和服药时间。

3. 存在心理障碍

得了高血压后，有些老年人忧心忡忡、烦躁不安、情绪不稳定，使得交感神经兴奋，血管收缩，血压升高，从而影响了抗高血压药的效果。

4. 饮食不当，嗜烟嗜酒

有些高血压患者认为，已服用了抗高血压药，就没必要对一些不良习惯加以限制，致使血压下降不明显。例如，吸烟后会使周围小血管收缩，导致血压升高。饮酒后一方面促进动脉粥样硬化，另一方面也可使血压骤然升高，引发心脑血管意外，出现心绞痛、心功能不全、脑出血等疾患。此外，高盐饮食可使体内的水钠潴留，血容量增加，引起血压升高。综上所述，高血压患者要做到不吸烟，不饮白酒，可饮少量葡萄酒；低盐饮食，每日钠盐摄入量不超过 5g，多食些富含钙的食物，如牛奶、虾皮、鱼类等。

5. 生活不规律

生活不规律是血压得不到良好控制的一个重要因素。做到起居规律、劳逸结合，有利于控制血压。保证充足的睡眠更重要，若睡眠欠佳，早晨血压升高就不足为奇，进而影响抗高血压药的效果。

6. 过度劳累

繁重或强度过大的体力活动，会使血压升高；长时间过度用脑或精神高度紧张，也可导致血压的进一步增高。所以，高血压患者必须避免和防止过度的体力或脑力劳动。

7. 精神负担过重

人在心情轻松、愉快的状态下，血压会自然下降或稳定。所以，高血压患者应该尽可能减轻自己的精神负担，防止一切不良的精神刺激，保持工作或生活环境的宁静。

8. 不能坚持合理用药

大约有三分之二的患者不能坚持天天服药。他们往往是在感觉到头痛、头晕时才服药。其实，高血压患者的自觉症状差异甚大，有的人血压相当高，却并不会出现明显症状。所以，不能凭自己的主观感觉来服药。

9. 自己滥换抗高血压药

许多抗高血压药必须服用一段时间后，才能产生稳定的抗高血压效果。有些患者在服用了几天药物后未见有效，便马上换药，这是错误的，服药应该遵从医嘱。

10. 不根据血压的变化调整药物剂量

抗高血压药的剂量取决于血压的高低，因此，每一位正在使用抗高血压药的患者，每周至少应该测 1 次血压，每次测血压的时间最好一致。测血压前应静坐 20min 左右，否则会影响测量结果，无法准确地调整药物剂量。

第十一节 高血压患者更换降压药的原则

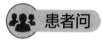

大夫，长时间吃一种药会不会产生副作用，效果不如以前？

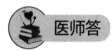

高血压患者经常会产生换药的想法，主要有以下三方面的因素。

（1）患者担心长期服用一种降压药会导致副作用的积累并产生耐药性。

（2）患者希望尽快看到降压效果，而不熟悉长效降压药的特点。长效降压药可能需要 3~5 天，甚至更长时间才能见效。有些患者觉得吃着药，血压还没降下来，于是急着换药。

（3）还有的会因为出现了严重的不良反应，就会出现更换降压药的想法。

患者的医学知识相对匮乏，常会凭着"感觉"来更换药物，这种做法是非常不正确的。高血压患者更换降压药的原则如下。

（1）高血压患者在考虑是否更换降压药时，需要认真听取医师的建议，在医师指导下更换降压药。因为医师的医学知识相对丰富，能够帮助患者做出正确的选择，既要考虑降压效果的衔接，又要预防发生心脑血管意外。

（2）平缓换药 要将强效降压药换成其他药物时，应先将前者的用量减半并加上换用药物观察一个星期，如无不良反应则停用原来药物，并要随时观察血压变化。否则，若降压效果衔接不上，容易使病情加重，甚至发生意外。将利尿降压药换成血管紧张素转换酶抑制药时，需要先停用利尿降压药3天。如停用利尿降压药后马上使用血管紧张素转换酶抑制药，有可能发生低血压反应。

（3）不能频繁换药　有些降压药服用1周左右才有效果，还有些降压药服用1个月后才可获最大降压效果。但有些患者对这些了解得不够，误以为是药物降压效果不佳而频繁更换药物，这样不利于治疗。

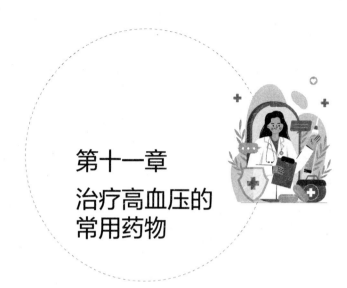

第十一章
治疗高血压的常用药物

第一节　常用降压药物的种类及特点

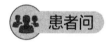

大夫，降压药种类太多了，哪种药物适合我，是不是价钱越贵降压效果越好？

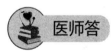

常用降压药的分类及适应证与禁忌证见表11-1。

表 11-1 常用降压药物的分类及适应证与禁忌证总览

分类	适应证	禁忌证	
		绝对	相对
二氢吡啶类钙通道阻滞药	老年性高血压、周围血管病、单纯性收缩期高血压、稳定型心绞痛、颈动脉粥样硬化、冠状动脉粥样硬化	无	快速型心律失常、心力衰竭
非二氢吡啶类钙通道阻滞药	心绞痛、颈动脉粥样硬化、室上性快速心律失常	二至三度房室传导阻滞、心力衰竭	—
血管紧张素转化酶抑制药	心力衰竭、冠心病、左心室肥厚、左心室功能不全、心房颤动预防、颈动脉粥样硬化、非糖尿病肾病、糖尿病肾病、蛋白尿/微量蛋白尿、代谢综合征	妊娠、高钾血症、双侧肾动脉狭窄	—
血管紧张素受体拮抗药	糖尿病肾病、蛋白尿/微量蛋白尿、心力衰竭、冠心病、左心室肥厚、心房颤动预防、普利类引起的咳嗽、代谢综合征	妊娠、高钾血症、双侧肾动脉狭窄	
噻嗪类利尿药	心力衰竭、老年性高血压、高龄老年人高血压、单纯性收缩期高血压	痛风	妊娠
袢利尿药	肾功能不全、心力衰竭		
醛固酮拮抗药	心力衰竭、心肌梗死后	肾功能衰竭、高钾血症	
β受体阻滞药	心绞痛、心肌梗死后、快速性心律失常、慢性心力衰竭	二至三度房室传导阻滞、哮喘	慢性阻塞性肺病、周围性血管病、糖耐量异常、运动员
α受体阻滞药	前列腺增生、高血脂	直立性低血压	心力衰竭

第二节　便宜且有效的降压药——利尿药

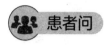

大夫，我看药物说明书，您给我开的降压药有利尿药，利尿药也可以降压吗？

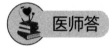

利尿药是传统治疗高血压作用和效果明确的降压药物。利尿药包括噻嗪类和非噻嗪类利尿药，常用的有氢氯噻嗪、吲达帕胺等。在我国，治疗高血压应用比较广泛的是吲达帕胺。

抗高血压利尿药根据其作用强度分为三类：①高效利尿药，代表药物为袢利尿剂（呋塞米）。②中效利尿药，如噻嗪类利尿药。③低效利尿药，如保钾利尿药，代表药物为螺内酯。临床上常用的保钾利尿药有安体舒通、氨苯蝶啶，其作用主要是与醛固酮发生竞争性拮抗作用，使醛固酮的作用减弱，起到排钠保钾作用。利尿药可以降低血容量，减少心排血量而使血压下降，抗高血压作用比较缓和，服药 2～3 周后可稳定发挥抗高血压作用。它尤其适合老年人单纯性收缩期高血压，以及合并有心力衰竭的高血压患者。

常用利尿药物用法用量如下。

氢氯噻嗪（双氢克尿噻）：每次 12.5mg，1～2 次/日，口服。

安体舒通（螺内酯）：每次 20～40mg 1～2 次/日，口服。

呋塞米：每次 20～40mg，1～2 次/日，口服。

吲达帕胺：每次 1.25～2.5mg，1 次/日，口服。

利尿降压药适用于各级高血压治疗，剂量应从小剂量开始，根据病情适当加量，保钾利尿剂为弱降压药，单独使用效果欠佳，常与其他利尿药合用，以防丢失钾；袢利尿药作用强且起效快，也易引起低钾血症，常用于较急的情况。长期应用利尿剂可能导致血钾降低、糖耐量异常、血尿酸和血胆固醇增高。已患糖尿病、高胆固醇血症、痛风的患者最好慎用。使用时应定期检测上述指标。

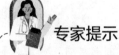专家提示

服用利尿药有哪些注意事项

1. 腹泻时不宜服用

因为腹泻会使血液浓缩，血黏稠度增高，而服用利尿药后，血液将更浓缩，血黏稠度更高，容易形成血栓，导致脑卒中、心肌梗死等严重后果。

2. 晚上不宜服用

一则因为晚上睡眠时血液流动缓慢，使血黏稠度增高，血黏稠度除与血液本身成分有关外还与血液流速成反比，即血液流速越快，血黏稠度越低；血液流速越慢，则血黏稠度越高，晚上服利尿药无异于雪上加霜。利尿药还会使夜间小便增多，从而影响睡眠。

3. 定期复查

由于利尿药有上述不良反应，故长期服用者应定期检查血钾、血糖、血脂和血尿酸，并注意对性功能的影响。

4. 复方制剂

常用的珍菊降压片、复方罗布麻片等复方抗高血压药中，都含有利尿药成分，不要认为是中药就无不良反应，可以长期服用。同时，也应注意其对血钾、血脂、血糖、血尿酸和性功能的影响。此外，还应注意复方抗高血压药中的其他成分所引起的不良反应。

5. 其他

长期应用利尿药氢氯噻嗪会导致低镁血症、低钠血症、低钾血症、高胆固醇血症、高尿酸血症、高钙血症、体位性低血压、氮质血症、葡萄糖耐量降低等病症。

第三节 心跳快选用的降压药——"洛尔"族

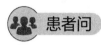

大夫，好多什么"洛尔"的药物，这属于哪类降压药，降压效果好不好？

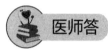

"洛尔"族也就是通常所说的β受体阻滞药，选择性与β肾上腺素能受体结合，β受体分为3种类型：β_1受体主要分布于心肌，引起心率和心肌收缩力增强；β_2受体主要分布于支气管和血管平滑肌，其兴奋可引起支气管扩张和血管舒张；β_3受体分布于脂肪细胞上，激动可引起脂肪分解。这些受体作用可被β受体阻滞药所阻断。目前临床应用有10余种制剂，其中选择性β受体阻滞药比较适合长期使用，其主要是通过抑制过度激活的交感神经活性、抑制心肌收缩力、减慢心率发挥降压作用。

美托洛尔和阿替洛尔降压作用可能是通过β受体阻滞药减慢心率，使心排血量降低，还可抑制肾素释放，降低血浆肾素活性。本类制剂对心脏具有保护作用，可改善脂质代谢，降低胰岛素敏感性，对血脂、血糖代谢可能有影响，对心肌收缩力和心脏房室传导及窦性节律有抑制作用，另外可能会加重气管痉挛。支气管哮喘、慢性阻塞性肺疾病、二三度房室传导滞者禁用。

卡维地洛具有α和非选择性β受体阻滞作用，能扩血管，降低外周血管阻力，降压迅速，可长时间维持降压作用。

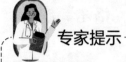专家提示

卡维地洛使用注意事项

① 有诱发或加重支气管哮喘的作用，所以有支气管哮喘或有慢性支气管炎、肺气肿、肺源性心脏病患者应禁用或慎用。

② 可加重严重心力衰竭患者的心力衰竭程度，有可能掩盖个别糖尿病患者的低血糖症状。

③ 使血总胆固醇、低密度脂蛋白和甘油三酯含量增加，高密度脂蛋白降低。

还有些患者虽然平时的心跳不慢，但是可能存在潜在的窦房结功能异常及心脏传导系统的障碍，表现为使用受体阻滞药后出现心跳过于缓慢，心率低于 50 次/min 或心脏出现长间歇停跳，严重者可出现晕厥。因此，对于首次使用这类药物的患者应当注意自己的心率，出现上述不适及时就医。最好不与利尿药类抗高血压药合用。长期使用后不能突然停药，而应逐渐减量后停用。

常用"洛尔"族药用法用量如下。

美托洛尔：每次 25～50mg，口服，2 次/日。

比索洛尔：每次 2.5～10mg，口服，1 次/日。

阿替洛尔：每次 25～100mg，口服，1 次/日。

拉贝洛尔：每次 200～800mg，口服，2 次/日。

艾司洛尔：只能静脉给药，需在专业医师指导下使用。

卡维地洛：每次 3.125～50mg，口服，2 次/日。

第四节　"高压"过高可选的降压药——"地平"族

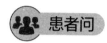

大夫，硝苯地平、氨氯地平这些是一类药吗，哪个药物作用效果更好，副作用更小。

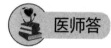

"钙通道阻滞药"（CCB），其作用机制主要通过阻滞钙离子进入心肌和血管平滑肌细胞，抑制心肌、血管平滑肌收缩，降低周围血管阻力等使血压下降。CCB包括二氢吡啶类钙通道阻滞药和非二氢吡啶类钙通道阻滞药。根据药物药代动力学特点、与血管和心脏亲和力分为三代。

第一代：短效CCB，代表药物硝苯地平、地尔硫䓬、尼卡地平，该类药物起效快，药物清除率高，失效快，对血管选择性差，心力衰竭患者不宜使用。

第二代：代表药物有硝苯地平控释片，起效较慢，作用时间较长；尼群地平对血管选择性高，对心脏作用减弱，但生物利用度低。

第三代：以氨氯地平为代表，作用时间长，生物利用度高，目前广泛应用于临床。

此类药物与其他类抗高血压药物联合使用，尤其适用于老年性高血压、单纯性收缩期高血压、伴稳定型心绞痛、急性冠脉综合征或周围性血管疾病的患者。

常见的不良反应包括反射性交感神经激活导致心跳加快、面部潮红、脚踝部水肿、牙龈增生等；二氢吡啶类钙通道阻滞药没有绝对禁忌证，但心动过速与心力衰竭患者应慎用，急性冠脉综合征的患者一般不推荐使用短效硝苯地平。

钙通道阻滞药中的二氢吡啶类以硝苯地平为代表，其他还有尼群地平、尼莫地平、尼卡地平、非洛地平、氨氯地平等，其中非洛地平、氨氯地平具有作用时间长，对外周血管作用较明显等优点。

钙通道阻滞药的苯烷胺类以维拉帕米为代表，是临床上常用的非二氢吡啶类钙通道阻滞药，也称硫䓬类，可用于降压治疗，常见的不良反应包括抑制心脏收缩功能和传导功能，有时也可出现牙龈增生。二三度房室传导阻滞、心力衰竭患者慎用。

硫苯类以地尔硫䓬为代表，妊娠期患者慎用或禁用。

常用"地平"族药用法用量如下。

硝苯地平：每次10～20mg，口服，3次/日。

维拉帕米：每次40～120mg，口服，2次/日。

地尔硫䓬：每次30～60mg，口服，3次/日。

氨氯地平：每次2.5～10mg，口服，1次/日。

第五节　一线降压药、合并糖尿病时的首选——"普利"族

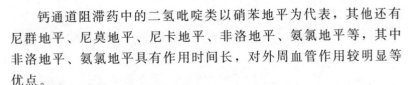

大夫，我以前使用硝苯地平缓释片控制血压，近期发现了糖尿病，大夫就帮我更换了降压药，这是为什么？

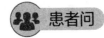

普利类药是近年来广泛应用的一大类药物。在药理学上称为血管紧张素转化酶抑制药（ACEI），其通过抑制血管紧张素转化酶，阻止血管紧张素Ⅰ转换为血管紧张素Ⅱ，从而减少血管紧张素Ⅱ生成并抑制其介导的血管收缩、水钠潴留作用，同时减少另一种舒张血管的物质——缓激肽的降解，以及使一氧化氮（NO）、前列环素

（PGI_2）水平升高，达到降低血压的目的。

　　普利类抗高血压药对肾素-血管紧张素-醛固酮系统的持续抑制可改善心功能，延缓心室壁肥厚，对急性心肌梗死及心力衰竭患者，可抑制其心室重塑。许多研究结果表明，普利类抗高血压药是最为理想的逆转高血压病左心室肥厚的一线降压药物。普利类抗高血压药降低 1mmHg 血压，获得的心室重量指数的下降是其他一线抗高血压药物的 2 倍。其通过转换酶抑制药本身对血糖的调节作用或通过增加外周组织的缓激肽浓度，提高局部组织血流量，使更多的葡萄糖和胰岛素到达参与代谢组织，从而促进血糖的代谢。

　　普利类抗高血压药有很多种，如卡托普利、依那普利、喹那普利、贝那普利、雷米普利、福辛普利、赖诺普利、西拉普利、培哚普利、地拉普利、莫昔普利等。目前已合成的 ACEI 类降压药物有3 代：

　　① 第 1 代含巯基类 ACEI，以卡托普利为代表，血药浓度半衰期短，约为 2h，降压作用持续时间短，每天需 2～3 次服药，常用于急性血压升高降压治疗，不用于常规降压治疗。

　　② 第 2 代含羧基类 ACEI，以依那普利为代表，在心力衰竭和心肌梗死的大规模临床实验中应用最多。服用依那普利后约 2h 血药浓度达峰值，即可产生明显的抗高血压作用，抗高血压作用持续时间为 18～24h。主要经肝脏水解代谢，代谢产物 61％经尿排泄，33％经粪便排泄，肾损害及老年患者排泄减慢，可引起蓄积，宜减量。

　　③ 第 3 代缓释的普利类药以赖诺普利为代表，赖诺普利不但具有较强的抗高血压作用，还可逆转血管壁、心脏的不良重塑，恢复其结构和功能，并能提高人体对胰岛素的敏感性，对糖、脂肪等代谢无不良影响。赖诺普利还有较好地调脂和抗动脉硬化作用。在体内不经肝脏代谢直接发挥降压作用，因此特别适用于肝功能不全的高血压病患者，最后几乎完全以原型药从肾脏排出。

专家提示

服用卡托普利时有哪五大注意事项

（1）肾功能严重减退的患者、有自身免疫缺陷的患者、使用过影响白细胞及免疫功能药物者均不可自行选用本药。确有必要时，应请医师决定和指导。

（2）血管性水肿可以导致严重的合并症。因此，患者如发现面部、眼、舌、喉及四肢肿胀，特别是吞咽或呼吸困难、声音嘶哑时，应毫不迟疑地立即就医，以避免可能的气管阻塞危及生命。

（3）用药前后及服药期间应定期监测白细胞、白细胞分类计数、尿蛋白及肝肾功能。如出现咽痛、发热等感染症状，应报告医师，以便必要时采取措施。

（4）卡托普利有可能增高血钾。因此，应慎用如安体舒通、氨苯蝶啶等保钾类利尿药。

（5）心力衰竭患者服用本药时，应避免过劳、过度出汗、呕吐、腹泻等，以防止体液减少和低钠血症所致的血压骤降。

常用"普利"族用法用量如下。

卡托普利：一般宜从小剂量开始，每次 12.5mg，2～3 次/日，口服，可增至每次 25mg，2～3 次/日。

依那普利：口服一次 5mg，每日一次，以后随血压反应调整剂量至每日 10～40mg，分 2～3 次服。

赖诺普利：口服，高血压患者起始剂量每次 5～10mg，每日 1 次，可逐步增加至每次 80mg，每日 1 次。

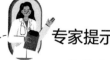

专家提示

为什么血管紧张素转化酶抑制药（ACEI）
是高血压患者联合降压方案的核心？

大量循证医学证据充分证明 ACEI 在治疗心血管病的价值，已被推荐应用于高血压、冠心病、心力衰竭、心肌梗死、脑卒中治疗及高危人群的二级预防。ACEI 全程干预心血管事件链，心血管事件链是一系列以病理生理为主线，从心血管事件危险因素（高血压、高脂血症、高血糖）开始，到动脉硬化、冠心病、心肌梗死，进而发展到心力衰竭至死亡的连续心血管事件过程。

在高血压药物联合治疗领域如果缺少了 ACEI，这个组方就相对不完善。ACEI 应用出现不良反应或不能耐受可应用血管紧张素受体拮抗药（ARB）。

第六节 降压药"沙坦"族的特点

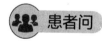

大夫，我吃了一段时间依那普利，血压控制得不错，但是总是干咳，我看说明书有这样的副作用，是不是需要换药了？

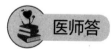

"沙坦"族也就是所说的血管紧张素Ⅱ受体阻断剂（ARB），可降低有心血管病史（冠心病、脑卒中、外周动脉病）的患者心血管并发症的发生率和高血压患者心血管事件的风险；还可降低糖尿病

或肾病患者的蛋白尿及微量蛋白尿。

此类药物主要适用于轻、中度高血压，因 ACEI 类不良反应而不能耐受者。对妊娠合并高血压（有致畸及胎儿致病危险），高血压合并高钾血症或严重肾功能衰竭者禁用。现有 ARB 都是血管紧张素 II 1 型受体拮抗药，可分为三类：二苯四咪唑类，以氯沙坦（科素亚）为代表；非二苯四咪唑类，以依普沙坦为代表；非杂环类，以缬沙坦（代文）为代表。

① 氯沙坦是最早投入临床应用的沙坦类抗高血压药，是该类产品的代表，用于各型高血压。本药有助于从尿中排出过多的尿酸，因此高血压患者尿酸增高时服用本药较为安全。

② 缬沙坦具有抑制心肌细胞增生、延迟或逆转心肌肥厚、改善肾血流动力、降低肾血管阻力、降低肾小球内压等作用。其特点为吸收迅速、生物利用度高。

③ 依贝沙坦其药效吸收迅速，不受食物影响。不会对肝、肾产影响，故肝、肾功能不全的高血压患者也可以使用本品。

④ 替米沙坦可降低收缩压及舒张压而不影响心率，口服吸收迅速，适宜老年人、轻中度肾功能不全患者服用。

常见不良反应：目前为止还没有观察到沙坦类药有特异性的不良反应。沙坦类药也可引起血管性水肿，所以并非绝对安全的替代用药。既往有血管性水肿的患者，当具有非常强的适应证时，如患有进行性充血性心力衰竭、蛋白尿性肾病等疾病时，可以在医师的指导下慎重服用沙坦类药。

常用"沙坦"族用法用量如下。

氯沙坦：每日服用 1 次，通常 50mg 即可，连续服用 5 日后，血压便开始明显下降。

缬沙坦：每日口服 1 次，每次 80～160mg。

依贝沙坦：每日口服 1 次，每次 150mg。

替米沙坦：每日 1 次，每次 40mg。

第七节　其他不常用的传统降压制剂

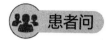

大夫，我刚住院血压200/120mmHg，头晕，大夫帮我输液降压后很快血压就下来了，这是什么降压药？

α受体阻滞药降压确切，对高脂血症和糖耐量减低者可能有利，能逆转左心室肥厚，改善胰岛素抵抗，还能明显改善前列腺增生患者的排尿困难，但至今临床实验未能证明长期应用能降低心血管并发症的发生率与病死率。代表药有哌唑嗪、特拉唑嗪。

可乐定、利血平（降压灵）、甲基多巴、哌唑嗪（α1 受体阻滞药）等。此类药物可扩张血管，减轻心脏负担，并可治疗慢性心功能不全，降低血液中胆固醇及甘油三酯，升高高密度脂蛋白，最适于伴高脂血症前列腺增生、心功能不全的高血压患者服用。为避免首剂效应及直立性低血压，宜从小剂量开始，后递增用量。

血管扩张药硝普钠为强力血管扩张药，作用迅速，可直接扩张小动脉和小静脉，减少心脏前后负荷，$10\sim25\mu g/min$ 静脉滴注，然后根据血压情况，可每隔 $5\sim15min$ 增加剂量。该药降压迅速，停止滴药后，作用在 $3\sim5min$ 内消失，用药中需进行血压监测。该药配制需新鲜，滴注时应避光。硝普钠在体内红细胞中被代谢为氰化物，然后形成硫氰酸盐从尿中排出，肾功能不全患者，应尽量慎用或禁用。硝酸甘油以扩张静脉为主，主要用于高血压合并冠心病心绞痛，左心衰竭患者，以 $10\sim30\mu g/min$ 滴速进行静脉滴注。

第八节　新型的固定配比复方制剂

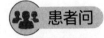

大夫，我看药房有好多降压药都是两种降压药合并在一起，这些药可以吃吗，降压效果是不是增强了？

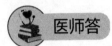

此类药物通常由不同作用机制的两种降压药物组成，也称为单片固定复方制剂。其优点是使用方便，有较好的依从性及疗效。对2或3级高血压或某些高危患者可作为初始治疗的选择药物。多数每天口服1次，应用时注意其相应组成成分的禁忌证或可能的不良反应。目前我国上市的新型的固定配比复方制剂主要包括ACEI＋噻嗪类利尿药，ARB＋噻嗪类利尿药，二氢吡啶类钙通道阻滞药＋ARB，二氢吡啶类钙通道阻滞药＋β受体阻滞药，噻嗪类利尿药＋保钾利尿药等。表11-2列举了固定配比复方制剂降压药种类及服用方法，仅供参考。

表11-2　固定配比复方制剂

主要组分与每片剂量/mg	服药/(片/天)	服药/(次/天)	主要不良反应
复方利血平(利血平0.032/氢氯噻嗪3.1/双肼屈嗪4.2/异丙嗪2.1)	1～3	2～3	消化性溃疡、困倦
复方利血平氨苯蝶啶片(利血平0.1/氨苯蝶啶12.5/氢氯噻嗪12.5/双肼屈嗪12.5)	1～2	1	消化性溃疡、头痛、血钾异常
珍菊降压片(可乐定0.03/氢氯噻嗪5)	1～2	2～3	低血压、血钾异常

续表

主要组分与每片剂量/mg	服药/(片/天)	服药/(次/天)	主要不良反应
氯沙坦钾/氢氯噻嗪(氯沙坦钾 50/氢氯噻嗪 12.5)	1	1	偶见血管神经性水肿、血钾异常
厄贝沙坦/氢氯噻嗪(厄贝沙坦 150/氢氯噻嗪 12.5)	1	1	偶见血管神经性水肿、血钾异常
卡托普利/氢氯噻嗪(卡托普利 10/氢氯噻嗪 6)	1~2	1~2	咳嗽、偶见血管神经性水肿、血钾异常
培哚普利/吲达帕胺(培哚普利 4/吲达帕胺 1.25)	1	1	咳嗽、偶见血管神经性水肿、血钾异常
氨氯地平/缬沙坦(氨氯地平 5/缬沙坦 80)	1	1	头痛、踝部水肿、偶见血管神经性水肿
复方阿米洛利(阿米洛利 2.5/氢氯噻嗪 25)	1	1	血钾异常、尿酸升高
尼群地平/阿替洛尔(尼群地平 5/阿替洛尔 10)	1	1~2	头痛、踝部水肿、支气管痉挛、心动过缓
依那普利/叶酸片(依那普利 10/叶酸 0.8)	1~2	1~2	咳嗽、恶心、偶见血管神经性水肿
氨氯地平/阿托伐他汀(氨氯地平 5/阿托伐他汀 10)	1	1	头痛、踝部水肿、肌肉疼痛、转氨酶升高

注：降压药使用法详见国家食品药品监督管理局批准的有关药物说明书。

第九节 联合用药治疗高血压

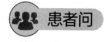

大夫，我平时都吃硝苯地平缓释片降压，近一段时间血压很高，需要吃其他降压药吗？

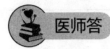

联合治疗是同时合并使用 2 种或 2 种以上不同类型的抗高血压药，它具有以下优点。

① 通过干预多种血压升高机制，使抗高血压效应产生叠加作用，能延长抗高血压作用持续时间，增强对心脏和血管的保护及对高血压的逆转作用。

② 联合治疗由于减少了每种药物的剂量，以及不同类型抗高血压药相互间的制约，使不良反应发生率与程度明显减少。因此，抗高血压药联合治疗是目前抗高血压药物治疗的主要方式。

③ 抗高血压药联合治疗可以采用临时处方联合或者固定剂量联合即复方制剂。由于固定剂量联合往往采用较合理和较佳的药物组合与剂量，适合大多数 1、2 级高血压患者。又因为复方制剂的成本与售价比各种单药的总价要低，故复方制剂普遍受到基层医师和广大患者的欢迎。

④ 药物联用可抵消不良反应。二氢吡啶类与非二氢吡啶钙拮抗药可以合用，如硝苯地平与维拉帕米缓释片合用，后者可以部分抵消硝苯地平引起的患者面红、心悸等交感神经兴奋的不良反应；受体阻滞药如阿罗洛尔与钙拮抗药如与硝苯地平、尼群地平等合用，也能抵消硝苯地平或尼群地平引起的不良反应；硝苯地平与普利类药如卡托普利等合用，后者可部分抵消硝苯地平引起的下肢水肿的不良反应。

目前国内外都提倡小剂量、联合用药。联合用药通过添加或补充药理作用，中和不同药物引起的不良反应，降低单一药物剂量，能将不良反应降至最小，更好地保护靶器官，提高患者的生活质量。同时，最新的研究成果也证实，舒张压降至 90mmHg 以下的患者，70％的人采用了联合药物治疗的方法。因此，医学界现在都采用联合用药的方法，通过合并用药减少不良反应，增加疗效。

第十节　为什么要尽量选择缓释或控释制剂的降压药

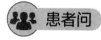

大夫，我吃完硝苯地平就会出现脸红、心慌难受，但是改成硝苯地平缓释片以后明显好了，这是为什么？

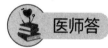

理想的降压药符合"三效"（高效、速效、长效）和"三小"（毒性小、副作用小、剂量小）。

由于高血压及冠心病需要长期服药，为了增加服药顺从性，要求减少服药次数。弗雷明汉的一项 38 年的随访研究发现，心性猝死、非致死性心肌梗死、症状性和无症状性心肌缺血事件发作具有明显的昼夜变化规律。夜间（0～6 时）是发生上述事件最少的时间，凌晨 6 时以后逐渐增多，高峰时间是 7～10 时，日间的另一高峰时间是 16～20 时。

根据这种昼夜变化的特点，要求治疗的药物作用持久，并能在心血管病事件高峰时间发挥效应，防止心血管病事件发生。而最高血药浓度（峰浓度）与最低血药浓度（谷浓度）间差异宜小，这样可以避免最高血药浓度所致的毒、副反应，又能保持在有效浓度范围之内以维持疗效。因此，开发探寻缓释或控释制剂，以达到 24h 稳定治疗效果，对控制血压及防止冠脉供血不足事件具有重要意义。

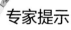
专家提示

患者服药应注意以下几点。

① 忌擅自乱用药物。

② 忌降压操之过急。

③ 忌单一用药。

④ 忌不测血压服药。

⑤ 忌间断服降压药。

⑥ 忌无症状不服药。

⑦ 忌临睡前服降压药。

第十二章

高血压患者应对症用药

第一节　老年人高血压患者的用药

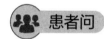

大夫，到了我这个岁数血压太高、太低都难受得厉害，我平时吃降压药，血压忽高忽低，我应该选择哪种降压药？

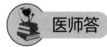

老年人是一个非常特殊的群体，许多疾病都容易以老年人为主要的侵袭对象。随着年龄的升高，高血压的发病率增加，在治疗的过程中服药是最基本的一个降压方法。

1. 利尿药

包括氢氯噻嗪、吲达帕胺等。利尿药为一线抗高血压药，多年来一直用于 1 级高血压的治疗。由于随年龄增长导致的机体处理钠和水的能力降低，用噻嗪类药物有助于缓解水钠潴留，然而长期用此类药物有可能造成多种代谢障碍，如低钾血症、高血糖、高尿酸、脂质代谢紊乱，故在应用时需密切注意代谢变化。将排钾类和潴钾类利尿药联合应用，使其互补。为了安全起见还应减少利尿药的用量，如氢氯噻嗪每日 12.5～25mg 和氨苯蝶啶每日 25～50mg 搭配，前者排钾，后者潴钾。也可应用吲达帕胺，该药无上述利尿药对钾的影响，抗高血压作用可靠，不良反应少。

2. β 受体阻滞药

包括普萘洛尔、美托洛尔、拉贝洛尔等。此类药物是通过减慢心率、减弱心肌收缩力、降低心排血量和血浆肾素活性而起到抗高血压的作用。缺点是易产生中枢神经反应，如嗜睡、乏力等。因老年人常有慢性阻塞性肺疾病，故尽可能不用普萘洛尔，必要时可选用美托洛尔，该药对有慢性阻塞性肺疾病患者影响较少。对合并心绞痛、心动过速、陈旧性心肌梗死及肥厚型心肌病患者，则更适宜用 β-受体阻滞药。

3. 钙拮抗药

最常用的是硝苯地平，对老年人高血压来说有很多优点，但可引起反射性心动过速，应加以注意。对合并有脑卒中的患者则可选用尼莫地平。

4. 普利类药

包括卡托普利、依那普利、贝那普利、西拉普利等。此类药物有较强的血管扩张作用，可有效降低血压，无体位性低血压及反射性心率加快的不良反应，适合于老年患者。

5. 沙坦类药

包括氯沙坦、缬沙坦、坎地沙坦。此类药物适用于 1、2 级高血压，因普利类药不良反应而不能耐受者，还适用于高血压合并左心室肥厚、冠心病、心力衰竭、肾功能衰竭、糖尿病、动脉粥样硬化、血脂异常、支气管肺部疾患等患者。

需要强调的是，对于老年患者，降低血压不是治疗高血压的唯一目标，用药时必须同时考虑对患者心脏、肾脏和血管的保护，提倡先用一种降压药，力求摸索出最小的有效剂量；对于顽固性高血压，则要联合用药。

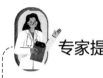

专家提示

老年人慎用利血平

利血平是现在很多老年患者治疗高血压的常用药物。需要提醒老年患者的是，利血平能引起老年性抑郁症，老年性抑郁症不易诊断，也不易治疗，鉴别诊断须与老年人孤独、少言、性格不开朗区分。利血平还能引起消化道出血，有消化道疾病的高血压患者慎用。

第二节　妊娠高血压患者的用药

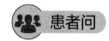

大夫，我 24 周产检时候发现血压高了，这种情况下我能吃药吗，会不会影响到孩子？

妊娠高血压常用口服降压药物有以下几种。

1. 钙通道阻滞药

其降压作用缓和，不降低心排出量。常用硝苯地平，每天3～4 次，每次 10mg。亦可使用尼卡地平，每次 20～40mg，每天 3次。近年国内外研究人员发现，尼莫地平治疗妊娠高血压，不仅疗效明显，而且使用简便，更为安全。

2. 血管扩张药

血管扩张药通过松弛血管平滑肌，扩张外周小动脉和/或小静脉，降低外周阻力达到降压效果。肼苯哒嗪降低舒张压的效果明显，不影响子宫胎盘循环，对胎儿无不良影响。一般主张小剂量（5mg）间断静脉注射，注射时间为1～2min。酚妥拉明有血管扩张作用，可使60％以上高血压患者充分降低血压。硝普钠起效快，但可导致胎儿氰化物中毒，限制了妊娠期使用。

3.α、β受体阻滞药

拉贝洛尔起效较快，对妊娠期重度高血压可达到快速降压效果，不影响胎盘/子宫血流，不影响产后哺乳，口服，每次50～150mg，3～4次/天，已广泛用于妊娠高血压的治疗。

4.甲基多巴

甲基多巴是妊娠期常用的降压药物，也是唯一长期随访至儿童期，并证明是安全的药物。使用方法为每天口服3次，每次250mg。

如口服药物血压控制不理想，可使用静脉用药，常用药物有拉贝洛尔、尼卡地平、酚妥拉明。孕期一般不使用利尿药降压，以防血液浓缩、有效循环血量减少和高凝倾向，也不推荐使用阿替洛尔和哌唑嗪。禁止使用血管紧张素转化酶抑制药（ACEI）和血管紧张素Ⅱ受体拮抗药（ARB）。硫酸镁不可作为降压药使用。

总之，发生妊娠高血压后要请专业医师给予指导治疗，千万不要自行滥用药物，以免出现严重后果。

 专家提示

妊娠高血压慎用哪些药物

1.α肾上腺素能拮抗药

较常用的为哌唑嗪，它既可降低心脏前负荷，又可降低阻力血管后负荷，但因临床应用积累较少，故应慎用。

2.β受体拮抗药

代表药普萘洛尔适用于妊娠高血压并发窦性及室上性心动

过速的患者。但近年来，由于临床发现该药与胎儿宫内窘迫、低出生体重和围产期死亡率增加有关，故目前已不主张再用于妊娠高血压的治疗。

3. 血管紧张素转化酶抑制药

有卡托普利、依那普利、贝那普利等。因这类药对胎儿有损害，故应禁用于孕妇。新应用于临床的第二代血管紧张素转化酶抑制药群多普利，降压效果好，尚未见有对胎儿不利的报道，但能否用于妊娠高血压的治疗，还需进一步探索。

4. 利尿药

近年来，在妊娠期很少使用利尿药作为降压药物，主要原因在于利尿药会减少母体血容量，常伴有不良围产儿后果，须予以重视。

第三节　儿童、青少年高血压患者的用药

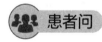

大夫，我家孩子 14 岁，血压 160/95mmHg，小孩高血压可以用成人的降压药吗？

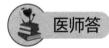

儿童高血压患者用药前应对其进行评估，包括以下 4 个方面：高血压的病因，血压水平的真实性，靶器官损害及程度，其他心血管疾病及并发症。在评估基础上制订合理的治疗计划。

绝大多数高血压儿童通过非药物治疗即可达到血压控制目标。非药物治疗是指建立健康的生活方式，即控制体重，延缓体重指数上升；增加有氧锻炼，减少静态活动时间；调整饮食结构（包括限盐），建立健康饮食习惯。

原发性高血压或未合并靶器官损害的高血压儿童应将收缩压和舒张压降至小于 95 百分位（中国 3～17 岁儿童血压参考标准见表 12-1 和表 12-2）；合并肾脏疾病、糖尿病或出现高血压靶器官损害时，应将血压降至小于 90 百分位，以减少对靶器官的损害，降低远期心血管病发病率。

表 12-1　中国 3～17 岁女童血压参考标准

年龄/岁	收缩压（SBP）				舒张压（DBP-K4）				舒张压（DBP-K5）			
	P50	P90	P95	P99	P50	P90	P95	P99	P50	P90	P95	P99
3	89	101	104	110	57	66	68	72	55	66	68	72
4	90	102	105	112	58	67	69	73	56	67	69	73
5	92	104	107	114	59	68	71	76	57	68	71	76
6	93	106	110	117	61	70	73	78	58	69	72	78
7	95	108	112	120	62	72	75	81	59	70	73	79
8	97	111	115	123	63	74	77	83	60	71	74	81
9	98	112	117	125	63	75	78	85	61	72	76	82
10	99	114	118	127	64	76	80	86	62	73	77	83
11	101	116	121	130	65	77	80	87	64	74	77	83
12	102	117	122	132	66	78	81	88	65	75	78	84
13	103	118	123	132	66	78	81	88	65	75	78	84
14	104	118	123	132	67	78	82	88	65	75	78	84
15	104	118	123	132	67	78	82	88	65	75	78	84
16	104	119	123	132	68	78	82	88	65	75	78	84
17	105	119	124	133	68	79	82	88	66	76	78	84

　　注：P50 为各年龄组平均正常血压；P90≤BP＜P95 为正常高值血压；P95≤BP＜P99 为高血压；BP≥P99 为严重高血压；1mmHg＝0.133kPa。

表 12-2　中国 3～17 岁男童血压参考标准

年龄/岁	收缩压（SBP）				舒张压（DBP-K4）				舒张压（DBP-K5）			
	P50	P90	P95	P99	P50	P90	P95	P99	P50	P90	P95	P99
3	90	102	105	112	57	66	69	73	54	66	69	73
4	91	103	107	114	58	67	70	74	55	67	70	74
5	93	106	110	117	60	69	72	77	56	68	71	77
6	95	108	112	120	61	71	74	80	58	69	73	78
7	97	111	115	123	62	73	77	83	59	71	74	80
8	98	113	117	125	63	75	78	85	61	72	76	82
9	99	114	119	127	64	76	79	86	62	74	77	83
10	101	115	120	129	64	76	80	87	64	74	77	84
11	102	117	122	131	65	77	81	88	64	75	78	84
12	103	119	124	133	66	78	81	88	65	75	78	84
13	104	120	125	135	66	78	82	89	65	75	79	84
14	106	122	127	138	67	79	83	90	65	76	79	84
15	107	124	129	140	69	80	84	90	66	76	79	85
16	108	125	130	141	70	81	85	91	66	76	79	85
17	110	127	132	142	71	82	85	91	67	77	80	86

注：P50 为各年龄组平均正常血压；P90≤BP＜P95 为正常高值血压；P95≤BP＜P99 为高血压；BP≥P99 为严重高血压；1mmHg＝0.133kPa。

高血压儿童如果合并下述 1 种及以上情况，则需要开始药物治疗：出现高血压临床症状、继发性高血压、出现高血压靶器官的损害、糖尿病、非药物治疗 6 个月后无效者。儿童高血压药物治疗的原则是从单一用药、小剂量开始。ACEI 或 ARB 和钙通道阻滞药（CCB）在标准剂量下较少发生副作用，通常作为首选的儿科抗高血压药物；利尿药通常作为二线抗高血压药物或与其他类型药物联合使用，解决水钠潴留及用于肾脏疾病引起的继发性高血压；其他种类药物如 α 受体阻滞药和 β 受体阻滞药，因为副作用的限制，多用于严重高血压和联合用药。

第四节　高血压危象患者的药物治疗

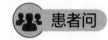

　　大夫，我平时高血压轻度升高也没有吃药，最近工作忙、压力大，血压飙到 200/110mmHg，现在头晕、恶心，该用什么药？

医师答

　　当怀疑高血压急症时，应详尽地询问病史、进行详细的体检和实验室检查，评价靶器官功能受累情况，以尽快明确是否为高血压急症。但初始治疗不要因为对患者进行整体评价过程而延迟。在严密监测血压、尿量和生命体征的情况下，应视临床情况的不同使用短效静脉降压药物。降压过程中要严密观察靶器官功能状况，如神经系统症状和体征的变化，胸痛是否加重等。由于已经存在靶器官的损害，过快或过度降压容易导致组织灌注压降低，诱发缺血事件。所以起始的降压目标不是使血压正常，而是渐进地将血压调控至不太高的水平，最大程度地防止或减轻心、脑、肾等靶器官损害。

　　一般情况下，初始阶段（数分钟到 1h 内）血压控制的目标为平均动脉压的降低幅度不超过治疗前水平的 25％。在随后的 2～6h 内将血压降至较安全水平，一般为 160/100mmHg 左右。如果可耐受这样的血压水平，临床情况稳定，在以后 24～48h 逐步降低血压达到正常水平。

　　降压时需充分考虑到患者的年龄、病程、血压升高的程度、靶器官损害和合并的临床状况，因人而异地制订具体的方案。如果患者为急性冠脉综合征或以前没有高血压病史的高血压脑病（如急性肾小球肾炎、子痫所致等），初始目标血压水平可适当降低。若为主动脉夹层动脉瘤，在患者可以耐受的情况下，降压的目标应该低至收缩压 $100\sim110\text{mmHg}$，一般需要联合使用降压药，并要重视足量 β 受体阻滞药的使用。降压的目标还要考虑靶器官特殊治疗的要求，如溶栓治疗等。一旦达到初始靶目标血压，就可以开始口服药物，静脉用药逐渐减量至停用。

许多高血压亚急症可通过口服降压药控制，如钙通道阻滞药、转换酶抑制药、血管紧张素受体阻滞药、α 受体阻滞药、β 受体阻滞药，还可根据情况应用袢利尿药。初始治疗可以在门诊或急诊室，用药后观察 $5\sim6\text{h}$。$2\sim3$ 天后门诊调整剂量，此后可应用长效制剂控制至最终的靶目标血压。到急诊室就诊的高血压亚急症患者在血压初步控制后，应给予调整口服药物治疗，并建议患者定期去高血压门诊调整治疗。许多患者因为不明确这一点而在急诊就诊后仍维持原来未达标的治疗方案，造成高血压亚急症的反复发生，最终导致严重的后果。具有高危因素的高血压亚急症，如伴有心血管疾病的患者可以住院治疗。

不仅如此，还应注意避免对某些无并发症但血压较高的患者进行过度治疗。在这些患者中静脉或大剂量口服降压药可产生副作用或低血压，并可能造成相应损害，应该避免这种情况。

第五节　顽固性高血压患者的用药治疗

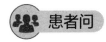

大夫，我最近几个月血压一直高，换了好几种药，现在也吃着降压药，血压就是下不来，怎么办？

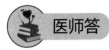

寻找导致顽固性高血压原因首先要判断是否为假性顽固性高血压。常见原因为测压方法不当（如测量时姿势不正确、上臂较粗者

未使用较大的袖带），单纯性诊室（白大衣）高血压。结合家庭自测血压、动态血压监测可使血压测定结果更接近真实。

寻找影响血压的原因和并存的疾病因素，包括与药物应用相关的原因，如患者依从性差（未坚持服药）、降压药物选择使用不当（剂量偏低、联合用药不够合理），以及仍在应用拮抗降压的药物（如口服避孕药、肾上腺类固醇类、可卡因、甘草、麻黄等）；未改变不良生活方式或改变失败（体重增加或肥胖、吸烟、重度饮酒）；容量负荷过重（利尿药治疗不充分、高盐摄入、进展性肾功能不全）；以及伴慢性疼痛和长期焦虑等。患者可能存在1种以上可纠正或难以纠正的原因。排除上述因素后，应启动继发性高血压的筛查。

顽固性高血压患者最好转高血压专科治疗。多与患者沟通，提高长期用药的依从性，并严格限制钠盐摄入。选用适当的联合方案，先采用3种药的方案，例如ACEI或ARB＋CCB＋噻嗪类利尿药，或由扩血管药＋减慢心率药＋利尿药组成的三药联合方案，能够针对血压升高的多种机制，体现平衡的高效降压的特点，往往可以奏效。效果仍不理想者可再加用一种降压药如螺内酯、β受体阻滞药、α受体阻滞药或交感神经抑制剂（可乐定）。在上述努力失败后，可采用调整联合用药方案，在严密观察下停用现有降压药，重启另一种治疗方案。

第六节　高血压伴冠心病患者的用药

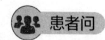

大夫，以前血压高难受的时候才吃降压药，最近一活动就胸痛，大夫告诉我是心绞痛，和血压高有直接关系，那我现在需要吃什么改善症状呢？

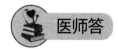

1. 钙拮抗药

如冠状动脉痉挛导致的变异型心绞痛，同时有高血压、心率偏快者，可选用非二氢吡啶类钙拮抗药地尔硫䓬，口服，每次 1 片（30mg），每日 3 次；或缓释胶囊，口服，每次 1 粒（90mg），每日 1～2 次。对Ⅱ度以上房室传导阻滞者、窦房结传导阻滞者、孕妇禁用。Ⅰ度房室传导阻滞、严重心动过缓（小于 50 次/分）、左心室心力衰竭者慎用。

对心率偏慢的冠心病、心绞痛伴高血压的患者，可选用长效钙离子拮抗药，如硝苯地平缓释片、氨氯地平等。可有面部潮红、心悸、头昏、疲乏、踝部水肿、皮疹、皮肤瘙痒、牙龈肿胀等不良反应。孕妇禁用。

2. β受体阻滞药

可减慢心率、降低心肌氧耗从而缓解心绞痛发作，且有抗高血压作用，应从小剂量开始，逐渐加量，要求静息状态下心率维持 55～60 次/分。

常用的如美托洛尔、阿替洛尔，口服均为每次 25mg（每片 50mg），每日 2 次，或比索洛尔，口服首剂每次 2.5～5mg（每片 5mg），每日 1 次。窦房结传导阻滞者、Ⅱ～Ⅲ度房室传导阻滞者、支气管哮喘者、孕妇、哺乳期妇女禁用。

3. 普利类药

冠心病、心肌梗死后或左心衰竭患者，应首先选用普利类药，有减少心室重塑和改善心功能的作用。常用的有短效制剂如卡托普利，长效制剂如贝那普利、培哚普利、西拉普利等，严重肾功能不全者慎用，双侧肾动脉狭窄者、孕妇、高钾血症患者禁用。

4. 沙坦类药

对心肌梗死后心功能较差而不能耐受普利类药者，可选用氯沙坦，每次 1 片（50mg），缬沙坦，每次 1 片（80mg），每日 1～2

次；依贝沙坦，每次 1 片（150mg），每日 1 次。

5. α 受体阻滞药

冠心病、心绞痛伴血脂异常和高血压者，可选用哌唑嗪、特拉唑嗪及多沙唑嗪等。在服药期间，要注意防止体位性低血压的发生；夜间避免起床，以防意外。

专家提示

为什么降压和降脂能够使高血压患者临床获益更多、更早？

血压没有得到有效控制的冠心病患者，心血管事件发生率很高。血压得到有效控制，LDL-C 降到 100mg/dL 以下，脑卒中及冠心病事件发生率才呈降低的趋势。对高血压合并 3 个危险因素的高危患者，必须降压和降脂双重达标。

第七节　高血压合并心力衰竭患者的用药

大夫，我血压高，降不下来，最近还出现一活动就喘憋的毛病，这需要用什么药？

临床实验结果表明，降压治疗可降低高血压患者心力衰竭的发生率，也可减少伴心力衰竭患者的心血管事件，降低病死率和改善预后。对于曾有过心力衰竭或现在仍有心力衰竭症状与体征的高血压患者，应积极控制高血压。

对于伴临床心力衰竭或左心室射血分数（LVEF）降低的患者，临床研究表明，阻断肾素-血管紧张素-醛固酮系统药物，如 ACEI或 ARB、醛固酮受体阻滞药（螺内酯、依普利酮），以及交感神经系统阻滞药和 β 受体阻滞药等均对患者的长期临床结局有益。这些药物是此类患者抗高血压治疗方案的主要成分。

高血压伴心力衰竭患者通常需合用 2 种或 3 种降压药物。在应用利尿药消除体内过多滞留的液体，使患者处于"干重"状态后，β 受体阻滞药加 ACEI 或 ARB 可发挥协同的有益作用，称为优化的组合。此种组合既为抗心力衰竭治疗所必需，又可发挥良好的降压作用。肾素-血管紧张素-醛固酮系统阻滞药和 β 受体阻滞药均应从极小剂量起始，约为通常降压治疗剂量的 1/8～1/4，且应缓慢地增加剂量，直至达到抗心力衰竭治疗所需要的目标剂量或最大耐受剂量。此种最终应用的剂量往往会显著高于高血压治疗中的剂量，这在一系列心力衰竭临床实验中已得到证实。

第八节　高血压合并心律失常患者的用药

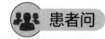

大夫，我高血压多年了，最近出现心慌、气短，我自己摸脉跳的不齐，这种情况我应该吃什么药？

医师答

一般认为 1 级高血压的患者，心律失常的发生主要是功能性的，与交感神经系统功能亢进，血浆去甲肾上腺素浓度升高后 β 肾上腺素能受体功能增强有关。心房利钠尿多肽中的致心律失常肽分泌、释放增加，也与心律失常的发生有关。

一般认为，当心律失常频繁严重发作时，可短期选择抗心律失常药物控制，药物选择与其他原因引起的心律失常的治疗无明显区别。目前认为，有效的降压和逆转心脏重塑是治疗高血压伴心律失常的基础。因此首要目标就是降压，将血压控制在理想水平。在降压的同时力争逆转心房和心室的不良重构。

高血压合并心房颤动的治疗包括节律控制、心率控制和抗凝治疗三个方面。心率控制的常用药物包括β受体阻滞药、非二氢吡啶类钙通道阻滞药和地高辛等。其中节律的控制主要包括抗心律失常药物和射频消融。对于无器质性心脏病的心房颤动患者，最初选用普罗帕酮及索他洛尔，其次考虑应用胺碘酮或射频消融术。如果出现显著心肌肥厚，则药物治疗首选胺碘酮，胺碘酮在治疗心肌肥厚患者中较少出现致心律失常副作用。

第九节　高血压肾病患者的用药

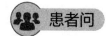

大夫，我高血压 10 多年了，最近体检发现尿里有蛋白，肌酐还偏高，他们说这是高血压导致的，我应该怎样控制血压？

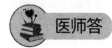

高血压患者如出现肾功能损害的早期表现，如微量白蛋白尿或肌酐水平轻度升高，应积极控制血压，在患者能够耐受下，可将血压降至＜130/80mmHg，必要时可联合应用 2～3 种降压药物，其中应包括一种肾素-血管紧张素-醛固酮系统阻滞药（ACEI 或 ARB）。

高血压伴慢性肾脏病的降压治疗。此类患者，尤其伴肾功能不全，饮食及血压控制最为重要。严格控制高血压是延缓肾脏病变的进展，预防心血管事件发生的关键。ACEI 或 ARB 既有降压又有降低蛋白尿的作用，因此，对于高血压伴肾脏病患者，尤其有蛋白尿患者，应作为首选。如不能达标可加用长效钙通道阻滞药和利尿药。若肾功能显著受损如血肌酐水平＞3mg/dL，或肾小球滤过率低于 30mL/min 或有大量蛋白尿，此时宜首先用二氢吡啶类钙通道阻滞药；噻嗪类利尿药可替换成袢利尿药（如呋塞米）。

终末期肾病的降压治疗。未透析者一般不用 ACEI 或 ARB，及噻嗪类利尿药；可用钙通道阻滞药、袢利尿药等降压治疗。对肾脏透析患者，应密切监测血钾和肌酐水平，降压目标 ＜ 140/90mmHg。

第十节　高血压合并糖尿病患者的用药

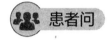

大夫，我现在是"高血糖、高血压、高血脂"，听说他们三个还相互影响，我要用什么药才能控制？

医师答

糖尿病合并高血压患者的收缩压每下降 10mmHg，糖尿病相关的任何并发症风险将下降 12%，死亡风险下降 15%。AD-VANCE 研究显示，药物治疗使平均血压降低 5.6/2.2mmHg，微血管或大血管事件发生率下降 9%，心血管疾病死亡率降低 14%，全因死亡事件的相对危险性减少 14%。不过，研究表明，强化降压（收缩压降至＜120mmHg）较之常规降压治疗（收缩压降至＜140mmHg），患者并未进一步获益，而不良事件反而显著增加，提示降压治疗宜适度。经专家多次讨论认为，一般糖尿病患者的降压目标是＜130/80mmHg；老年或伴严重冠心病的糖尿病患者血压目标是＜140/90mmHg。

收缩压在 130~139mmHg 或者舒张压在 80~89mmHg 的糖尿病患者，可以进行不超过 3 个月的非药物治疗，包括饮食管理、减重、限制钠盐摄入、适当限酒和中等强度的规律运动。如血压不能达标，应采用药物治疗。血压≥140/90mmHg 的患者，应在非药物治疗基础上立即开始药物治疗；伴微量白蛋白尿的患者，也应该直接使用药物治疗。首先考虑使用 ACEI 或 ARB，对肾脏有保护作用，且有改善糖、脂质代谢的好处；当需要联合用药时，也应当以其中之一为基础。亦可应用利尿药、β受体阻滞药或二氢吡啶类钙通道阻滞药。利尿药和β受体阻滞药宜小剂量使用，糖尿病合并高尿酸血症或痛风的患者，慎用利尿药；反复低血糖发作的，慎用β受体阻滞药，以免掩盖低血糖症状。有前列腺增生且血压控制不佳的患者可使用α受体阻滞药。血压达标通常需要 2 个或 2 个以上的药物联合治疗，联合治疗的方案中应当包括 ACEI 或 ARB。老年糖尿病患者降压目标可适当放宽至＜140/90mmHg。

第十一节　高血压合并高尿酸血症患者的用药

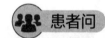

大夫，我最近痛风犯了，我平时就有高血压，这次疼的我血压更高了，我需要吃什么药降压并治疗痛风？

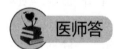

根据最近美国的一项调查发现，痛风合并高血压者高达 74％，此外高血压患者也常常伴有高尿酸血症，而许多药物对尿酸代谢有影响，在这种情况下，如何选择抗高血压药物就显得非常重要。

首先，宜选用普利类药，如卡托普利、培哚普利、贝那普利，或沙坦类药，如氯沙坦。沙坦类药在抗高血压的同时还具有明显的降尿酸作用，并可有效地改善肾血流量，减少尿蛋白的排泄，从而对肾脏起到保护作用。对于高血压伴高尿酸血症或痛风患者，除在选用抗高血压药上需注意外，在痛风性关节炎急性发作期，可加用秋水仙碱以减轻局部炎症反应。另外，尚需重视诱使痛风急性发作的其他因素的处理。

那么有哪些抗高血压药会加重痛风？

1. 利尿药

如氢氯噻嗪是一种温和的、很常见的抗高血压药，这类抗高血压药虽然效果好，但却可继发代谢方面的不良反应，不但可以干扰尿酸从肾小管的排泄，而且还影响嘌呤、糖、脂质代谢，因此临床上常可见到高血压患者伴发痛风、糖尿病、脂质代谢紊乱等病。而在高尿酸血症患者中，也有相当部分患者是由于服用利尿药所致，这种药物性高尿酸血症是可逆的，停药后很快就可以恢复正常。

2. 钙拮抗药和β受体阻滞药

这两类抗高血压药都能通过阻碍肾脏排泄尿酸，升高血尿酸浓度，诱发或加重痛风。

第十二节　围手术期高血压患者的用药

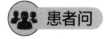

大夫，我平时血压控制的正常，最近因为要做静脉曲张手术，但是血压一直高降不下来，手术也做不了，应该用什么降压药能把血压降下来？

医师答

降压目标取决于手术前患者血压情况，一般应降低基线的10%；易出血或严重心力衰竭患者可以将血压降至更低，需严密监测患者对治疗的反应并及时调整降压药物剂量。轻中度原发性高血压且不伴代谢紊乱或心血管系统异常时，不需延期手术。

3级高血压（≥180/110mmHg）应权衡延期手术的利弊再做决定。如在围手术期出现高血压急症，通常需要给予静脉降压药物，即刻目标是在30~60min内使舒张压降至110mmHg左右，或降低 10%～15%，但不超过 25%。如果患者可以耐受，应在随后的 2～6h 将血压降低至 160/100mmHg。主动脉夹层患者降压速度应更快，在 24～48h 内将血压逐渐降至基线水平。应选用那些起效迅速，作用时间短的药物，如拉贝洛尔、艾司洛尔、尼卡地平、硝酸甘油、硝普钠。

高血压患者在手术前应继续降压治疗，术前数日宜换用长效降压药物并在手术当天早晨继续服药。有证据表明术前 β 受体阻滞药的应用可以有效减少血压波动、心肌缺血以及术后心房颤动发生，还可降低非心脏手术的死亡率。反之，停用 β 受体阻滞药和可乐定可以引起血压和心率的反跳。不能口服的患者可以使用静脉或舌下含服的 β 受体阻滞药，也可以使用可乐定（可乐宁）皮肤贴剂。术中血压骤升应积极寻找并处理各种可能的原因，如疼痛、血容量过多、低氧血症、高碳酸血症和体温过低等。

第十三章
高血压的预防

第一节　高血压的三级预防

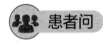

患者问

　　大夫，身边高血压患者越来越多，还有年轻人得高血压，高血压还能引起其他疾病，有什么预防高血压的办法吗？

医师答

　　高血压作为人类健康的"沉默杀手"，严重威胁生命健康，我国每年因心血管疾病死亡人数达400万，占总死亡40％以上，我国约50％心血管疾病发病和20％心血管疾病死亡归因于高血压，已成为重大公共问题。高血压可防可控，目前一些不良的生活方式和危险因素防控有所改善，但距离健康中国目标仍有很大差距，提高高血压的治疗率、控制率、刻不容缓。

149

一、一级预防

是指对引起高血压的危险因素，但尚未发生高血压的人群采取有效的预防措施，以控制血压危险因素而减少其发病率，也叫病因预防。具体措施如下。

1. 健康教育

我国高血压人群庞大，但对于高血压知晓、预防、控制、治疗知识了解不足，存在"无症状不吃药""随便口服降压药"等错误观点，所以健康教育包括高血压危险因素、危害、诊断标准、血压控制目标、定期测量血压等。提高人群对高血压的认识，改善不良生活习惯，提高患者治疗的依从性。

2. 合理调整饮食

（1）减少钠盐摄入量　在我国，食盐摄入量过高为高血压发生的重要原因之一。通过减少烹调用盐，增加食物风味，减少钠盐依赖，少食咸菜及腌制品，减少酱油使用量等方法来降低食盐摄入量。

专家提示

世界卫生组织建议，每人每日食盐量不超过 6g，如果中国人群能将每日钠盐量减至 6g，预计对于 25～55 岁人群收缩压水平随年龄上升的幅度将减少 50%。

（2）减少脂肪摄入量　脂肪基本单位为脂肪酸，分为饱和脂肪酸与不饱和脂肪酸，摄入过多饱和脂肪酸对机体有害，该脂肪酸一般存在于肥肉、动物内脏，应减少食用动物内脏、肥肉、油炸食品等。

（3）补充钾摄入量　钾摄入不足，钾钠摄入比值较低成为高血压发病重要危险因素，增加钾盐摄入可缓解钠盐摄入过高导致的高血压，多食富含钾盐食物如菠菜、苋菜、油菜等新鲜蔬菜以及豆类、海带、紫菜等。对于肾功能异常患者高钾饮食需在医师指导下进行。

（4）多吃水果和蔬菜　水果蔬菜含水量高，富含膳食纤维，可增加饱腹感；增加水果蔬菜摄入量可在一定程度上预防控制高血压。

（5）戒烟、限制饮酒　关于饮酒量与高血压发病及血压水平关系，有研究显示二者呈正相关，也有研究证实小量或适度饮酒可使血压水平比不饮酒者低，大量饮酒可使血压升高。另外高血压患者饮酒可降低降压药物疗效。不吸烟、彻底戒烟同时避免被动吸烟。

专家提示

高血压患者应戒酒。

健康男性每日饮酒量应少于 25g。

健康女性每日饮酒量不超过 15g。

3. 控制体重

肥胖、超重是高血压发病危险因素，肥胖者高血压的患病率是体重正常者的 2～6 倍，同时可引起血脂、血糖、血尿酸代谢紊乱，增加心血管事件发病率。增加体力活动，控制体重，在降低高血压发病率同时有助于血压水平的控制。身体体重指数（BMI）控制在 $18.5\sim23.9\mathrm{kg/m^2}$，男性腰围 $<90\mathrm{cm}$，女性腰围则 $<85\mathrm{cm}$。

4. 增加运动

运动可以改善血压水平，研究证实高血压患者定期运动可降低心血管死亡率，运动应循序渐进，逐渐增加运动量，以运动后无明显不适为宜。运动时的最大心率＝210－年龄。建议中等强度有氧运动，达到最大心率的 60%～70% 强度运动，如步行、慢跑、游泳、骑自行车等，每周 4～7 次，每次持续 30～60min。

5. 减轻精神压力

保持心理平衡，规律生活，劳逸结合，保持心情舒畅。

二、二级预防

是指对已患有高血压的人群采取有效的治疗措施，防止高血压的加重或出现并发症。最大限度地降低心血管病的死亡和病残的总危险度。要早发现、早诊断、早治疗，抗高血压治疗的目标是将血压恢复"正常"或"理想"。主要措施如下。

1. 定期监测血压

加强高血压患者的自我管理，提高治疗依从性，对于 35 岁以上人群，首次就诊应测量血压情况。高危人群应每半年测量 1 次血压；正常成人应规律测量血压，至少每 2 年一次。

2. 及早治疗高血压

一旦发现、确诊高血压要及早积极治疗，根据血压水平和整体风险水平，改善生活方式并选择合适降压药物和降压强度，同时干预其他危险因素，保护靶器官功能。

三、三级预防

是指对于明确诊断为高血压的患者进行规范化管理和治疗。高血压非药物治疗和药物治疗要同时协调进行，要定期随访血压控制水平和病情变化，同时倡导高血压患者家庭自我血压管理。

专家提示

预防高血压并发症要注意什么

（1）血压要控制在一个比较稳定的范围内。近年来资料表明，只要适当控制高血压，高血压并发症的发生率可明显降低。要使血压稳定，就要长期服药。

（2）要排除一切危险因素，戒除不良生活习惯。

（3）控制食盐用量，合理膳食结构。

（4）坚持体育锻炼，定期进行健康检查。

第二节　高血压患者的合理饮食结构

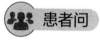

大夫，都说高血压患者，要少油、少盐，健康饮食，怎样才算健康饮食呢？

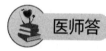

高血压患者饮食原则要以清淡为主，坚持低盐低脂、高维生素、高纤维素、高钙饮食，保持营养均衡。

1. 低盐饮食

世界卫生组织建议每人每日食盐摄入量应小于 6g。

（1）学会量化，使用一个去掉底部胶垫的啤酒瓶盖，放置盐，使盐与瓶盖边缘平齐，约为 6g 盐，或使用专卖定量盐勺，来提示盐量的多少。

（2）减少使用含钠高的调味品，包括酱油、鸡精、豆瓣酱、海鲜汁等。

（3）烹调时达到同样的咸味，晚放盐比早放盐用量少。

（4）减少食用含盐量高的加工食物，如咸菜、火腿、各类腌制品等。

2. 低脂饮食

脂肪能刺激食欲并促进脂溶性维生素消化与吸收，但要适量食用。脂肪以脂肪酸为基本单位，包括饱和脂肪酸和不饱和脂肪酸。

其中饱和脂肪酸增加动脉硬化和血脂升高风险。

（1）动物脂肪多含饱和脂肪酸，建议每天摄入畜禽肉 40～75g，红肉（如猪肉、牛肉、羊肉）摄入不宜过多，但富含不饱和脂肪酸的鱼类，可适量食用。

（2）世界卫生组织建议每天胆固醇摄入量＜300mg，高血压患者应减少摄入胆固醇含量高的食物，如蛋黄、鱼子、肥牛、羊肉等。

3. 高维生素、高纤维素饮食

中国营养学会建议，每日进食 400g 蔬菜及 100g 水果。新鲜蔬菜、水果除补充维生素、纤维素、微量元素外，还被证明尚有重要的防癌作用。另外，蔬菜中还含有大量的维生素 C，有降低血胆固醇、减轻动脉粥样硬化的作用，有些蔬菜如芹菜、荸荠等还有降压的作用。

4. 增加钙、钾摄入

（1）钙可以增加钠的排除，辅助降压，建议每人每日钙摄入量为 800mg，但我国膳食普遍缺钙，一般每日摄入量为 500mg 左右。1mL 牛奶可提供 1mg 钙，牛奶富含优质蛋白质，且较易吸收，并有轻度降血胆固醇作用。饮用牛奶，增加豆类、新鲜蔬菜、木耳、香菇、虾皮、紫菜等摄入量，可以增加钙的摄入量。

（2）钾亦可促进钠排泄，有助于血压维持及控制，建议每天摄入钾至少 3100mg，多食用含钾食物，如新鲜蔬菜、水果、海带、菌菇等。

5. 碳水化合物

正常人每天所需碳水化合物量占总热量 55％～60％，即每日 250g 左右碳水化合物，相当于主食 300g，此量宜因人而异。推荐摄入标准粮（米、面）、糙米、玉米、小米等，因为他们不仅可提供能量，还可促进肠道蠕动，有利于健康。

6. 蛋白质

这是健康的重要物质基础，不可忽视。优先选择优质蛋白质，蛋白质可降低血脂、保护心脑血管。植物蛋白质可选择豆制品；动物蛋白质多选用鱼类为宜。每份高蛋白食品相当于以下任意一种：50g 瘦肉、100g 豆腐、一个鸡蛋、25g 黄豆、100g 鱼虾或鸡鸭肉。人过多摄入蛋白质食品不仅不能被贮存，还会对肠道、肾脏、代谢造成损害。

专家提示

高血压患者的晚餐注意事项

高血压患者的晚餐应遵循以下 4 个原则。

1. 不过饱

"胃不和则卧不安"，如晚餐过饱，必然会造成胃肠负担加重，使人失眠、多梦，久而久之，易引起神经衰弱、糖尿病等疾病。

2. 不过荤

研究发现，晚餐经常吃荤食的人比常吃素食的人血脂高三四倍。患高脂血症、高血压的人，如晚餐常吃荤，就会加重病情，甚至引起并发症的发生。

3. 不过甜

糖经消化可分解为果糖与葡萄糖，被人体吸收后分别转变成能量与脂肪。在晚餐之后人的运动量减少，而运动对糖转换成脂肪有抑制作用，所以晚餐摄入过多甜食会使体内的脂肪堆积，令人发胖。

4. 不过晚

不少人因工作关系很晚才吃晚餐，餐后不久就上床睡觉。在睡眠状态下血液流速变慢，小便排泄也随之减少，而饮食中的钙盐除被人体吸收外，余下的会经尿液排出。据测定，人体排尿高峰一般在进食后 4～5h，晚餐过晚，会使排尿高峰推迟至午夜，而此时睡得正香，往往不会起床小便，这使高浓度的钙盐与尿液在尿道中滞留，与尿酸结合生成草酸钙，从而形成结石。

第三节　心理健康有助于预防高血压

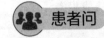

大夫，我现在生活、工作压力太大了，晚上失眠、多梦，近期体检发现血压都高了，我需要怎么调节？

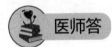

高血压是由遗传和环境因素共同作用的疾病，受生理、心理、社会、环境等多种因素影响，高血压作为一种心身疾病越来越受到人们关注。不良心理因素可导致高血压。现在社会上竞争激烈，工作节奏明显加快，不少人由于工作压力过大，心理状态容易产生不平衡，造成交感神经兴奋过度。流行病学调查发现城市居民血压高于农村居民，注意力高度集中的工作，过度紧张的脑力工作，以及生活、工作中的一些突发事件，易导致血压升高。

 知识链接

围城高血压

第二次世界大战期间，在著名的斯大林格勒战役中，德国人包围苏联的斯大林格勒，城内许多苏联人面对兵临城下的德国人出现了高血压，被称为"围城高血压"，这是人们处于紧张、恐惧情绪状态中产生的生理变异。

心理因素引起的交感神经活性增强是导致高血压发生的主要机制，交感神经长期处于兴奋状态，儿茶酚胺类物质、肾素释放增加，引起小动脉收缩并导致血管平滑肌细胞增大肥厚，共同促使并维持高血压状态。在原发性高血压患者中存在明显心理因素的比例可达70%。研究发现存在抑郁、焦虑等不良心理的人群，高血压发病率较心理正常人群高2倍。

长期高血压状态亦可引起焦虑、抑郁等情绪问题发生。高血压作为一种慢性病，需长期服药治疗，特别是在难治性高血压患者中，因血压总是控制不佳，疾病本身对机体的损害引起的症状造成患者身体、心理不适，对疾病的恐惧、担心以及治疗需要额外的经济支出，均可使患者产生焦虑、抑郁情绪。研究发现焦虑、抑郁症的患病率在原发性高血压患者中明显高于正常人群。

良好的心理因素对于高血压发病和治疗均有利，保持乐观、积极态度，正确认识、接受自己及疾病，避免增加心理负担，保持乐观心态，可预防高血压并使血压保持相对稳定。

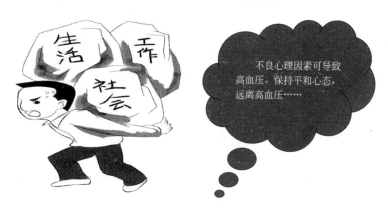

不良心理因素可导致高血压。保持平和心态，远离高血压……

第四节　预防高血压，避免经常熬夜

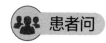

大夫，我最近一段时间总是睡不好觉，难以入眠，睡眠浅，每天头闷，今天测血压170/100mmHg，我该怎么办？

医师答

高血压的致病原因有很多种，如饮食习惯不正确，作息没有规律，长期熬夜透支自己的健康等，都是导致高血压发病的原因。研究显示，睡眠跟高血压也有着直接的联系。

根据美国疾病控制和预防中心的建议，成年人每日睡眠时间应为 7~9h。但调查发现，约有 1/3 的人每天睡眠时间不足 6h，长期睡眠不足可导致和加重血压升高。统计分析发现，睡眠时间小于 5h 的人群高血压发生率较正常睡眠人群会增加约 2 倍。每天平均睡眠时间少 1h，5 年内患高血压的风险就明显升高。如果睡觉打鼾，那么患高血压的风险就会更高。

高血压可引起神经内分泌的调节异常影响睡眠，长期睡眠障碍会增加高血压风险，改善睡眠有益于血压的控制，降低心血管事件风险。改善睡眠可从以下几方面做起。

1. 规律地生活，调整作息时间，早睡早起，养成良好的作息习惯。

2. 增加体力活动。调查发现失眠患者较睡眠良好者更习惯于久坐、缺乏运动。睡前 3~6h 运动有助于睡眠，如散步、骑自行车、慢跑等。

3. 合理进食晚餐。"胃不和则卧不安"，晚餐宜适量，食太多影响消化，食太少睡眠时可能产生饥饿感，同时晚餐要食用清淡、易消化食物。忌饮用茶、咖啡、酒，不吸烟。

4. 睡前热水泡脚可使血管扩张、全身放松、促进睡眠。

5. 睡前避免过度用脑，避免睡觉前玩手机、观看刺激性视频或书籍。

6. 必要时可求助于专业医师，口服促进睡眠药物。

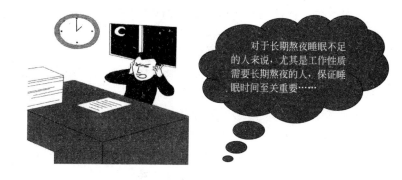

对于长期熬夜睡眠不足的人来说，尤其是工作性质需要长期熬夜的人，保证睡眠时间至关重要……

第五节　预防打鼾，预防高血压

患者问

大夫，我血压总是控制不好，我来调降压药，为什么还要做睡眠呼吸监测检查，这跟高血压有什么关系吗？

医师答

打鼾在日常生活中极为普遍，很多人认为这是睡眠良好的表现，人体在疲惫、劳累、醉酒等情况下出现打鼾，我们不能以病论之，但在日常睡眠中打鼾频繁应引起注意。有部分人群实际患有睡眠呼吸障碍疾病，医学上称之为"睡眠呼吸暂停低通气综合征"，它与许多疾病相关，比如高血压、脑血管疾病、肺部疾病等。研究表明原发性高血压发病风险与睡眠呼吸暂停低通气综合征呈线性相关，睡眠过程中，每小时多发生 1 次呼吸暂停，高血压发病风险增加 1%。

正常人血压昼夜变化呈杓型，夜间血压较白天血压下降 10%～20%，而打鼾患者夜间血压呈持续偏高状态。打鼾造成机体缺氧，反射性引起交感神经兴奋，使心率加快、血管收缩。研究发现大约 1/2 睡眠呼吸暂停低通气综合征患者合并有高血压，1/3 高血压患者患有睡眠呼吸暂停低通气综合征，二者相互影响。

预防打鼾应注意以下几点。

（1）增强体育锻炼，保持良好的生活习惯。

（2）避免烟酒，因为吸烟能引起呼吸道症状加重，饮酒加重打鼾、夜间呼吸紊乱及低氧血症，尤其是睡前饮酒。

（3）对于肥胖者，要积极减轻体重，加强运动。

（4）鼾症患者多有血氧含量下降，故常伴有高血压、心律紊乱、血液黏稠度增高，心脏负担加重，容易导致心脑血管疾病的发生，所以要重视血压的监测，按时服用降压药物。

（5）睡前禁止服用镇静、安眠药物，以免加重对呼吸中枢调节的抑制。

（6）采取侧卧位睡眠姿势，尤以右侧卧位为宜，避免在睡眠时舌、软腭、悬雍垂松弛后坠，加重上气道堵塞。可在睡眠时背部背一个小皮球，有助于强制性保持侧卧位睡眠。

（7）手术后的患者要以软食为主，勿食过烫的食物。避免剧烈活动。

第六节　儿童预防高血压的方法

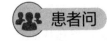

大夫，身边竟然有小孩也得了高血压，高血压不是中老年疾病吗，小孩要怎么预防高血压呢？

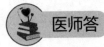

儿童高血压发病率呈上升趋势，已成为儿科较常见疾病。对于儿童高血压，预防是关键。

首先要控制体重。我国儿童肥胖的发生率约以每年 7％ 的速度上升。体重与血压直接相关，肥胖儿童高血压的发病率比正常体重儿童高 3 倍以上，家长要定期监测孩子体重、身高，要积极帮助孩子减肥。

调整饮食结构。肥胖儿童每日摄入热量不应超过 1300kcal。应该多吃富含膳食纤维的食物及粗粮等低热量食物，如胡萝卜、芹菜、梨等；限制富含脂肪食物的摄取，尤其是肥肉、奶油蛋糕、汉堡包、炸鸡块等，宜食用富含不饱和脂肪酸的植物油。控制盐量的摄入，增加蛋白质摄入。

增加运动量。运动对孩子的身体大有益处，不仅能消耗多余的热量，预防肥胖，还能锻炼心肺功能、意志力、合作能力等，对预防高血压也是很有帮助的。

避免精神过度紧张。很多孩子学习压力大，精神紧张，要劳逸结合，缓解精神高度集中、紧张状态。

保证充足的睡眠。睡眠时间过少，不仅会导致血压升高，还会影响孩子生长发育。

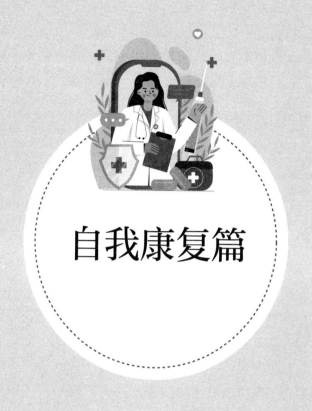

自我康复篇

　　现代康复医学是一门新兴的学科，饮食调理和体育疗法是现代康复医学的重要内容和手段。高血压作为一种慢性终身性疾病，患者康复的最佳模式是在专业医师的指导下进行血压自我管理，从而达到防治目标。选择合适的饮食和运动方法，对血压控制起到重要作用，本篇主要介绍高血压患者如何进行自我康复治疗。

第十四章
日常饮食调理

第一节　原发性高血压患者的日常饮食原则

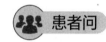

大夫，身边患高血压人越来越多，都说和饮食有关，那我们平时饮食需要注意什么？

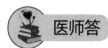

① 控制总热量，饮食要定时定量，根据个人理想体重［正常成人理想体重＝身高（cm）－105］，每千克体重给予 20～25kcal（1cal＝4.1868J）热量，减少食用高脂肪、高热量食物。老年及儿童应根据实际情况计算每日摄入总热量。

② 限制脂肪摄入，尤其应减少动物性饱和脂肪酸的摄入。烹调时，最好用植物油，将脂肪能量减至总能量 25％以下，鱼类所含不饱和脂肪酸较高，可适量多食。

③ 适量摄入蛋白质，选用优质蛋白食物，多食用大豆类食物，每周应吃 2～3 次鱼，平时应喝奶，尤其是去脂奶、酸奶等。

④ 忌食兴奋神经系统的饮食，患者不应喝酒、饮浓茶、饮咖啡等，并应戒烟。

⑤ 膳食宜清淡，适当减少钠盐的摄入有助于降血压并可减少水钠潴留。每日食盐的摄入量应在 6g 以下，老年人高血压患者每日食盐摄入量应限制在 4g。

⑥ 提倡多摄入纤维素，少摄入糖类。多食用小米、面粉、玉米、燕麦等含植物纤维较多的食物可促进肠蠕动，有利于胆固醇的排泄。应少进食含糖量较多的食物。

⑦ 选用含镁丰富的食物，含镁丰富的食物能舒张血管以达到降压作用。

⑧ 多吃含钾、钙丰富的食物，适当增加钾、钙摄入可对抗高钠的不利作用，保持血压稳定，并能改善心肌的收缩能力，对心血管有保护作用。

⑨ 少吃肉汤等含氮量高的食物，这类食物会使体内尿酸增多，加重心、肝、肾的负担。

第二节　高血压合并心力衰竭患者的饮食注意事项

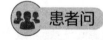

大夫，我现在又有高血压又有心力衰竭，说不让我喝太多水，饮食上还有其他需要注意的吗？

医师答

高血压合并心力衰竭患者的饮食要根据具体情况而定，应注意以下几个方面。

1. 控制食盐量

钠盐摄入过多能引起小动脉痉挛，使血压升高。钠盐还有吸收水分的作用，如食入钠盐过量，体内水分就会潴留，从而增加心脏的负担。因此，每日饮食中钠盐的供应量以低于 3g 为宜，对于使用较多利尿药患者可适当放宽钠盐摄入。

2. 控制脂肪和胆固醇的摄入量

应尽量避免食用含动物性脂肪及胆固醇高的食物，如动物油、肥肉、动物内脏等。以食用植物油及豆制品为宜，但植物油也不可食用过多。

3. 不宜饱食

高血压合并心脏病患者不应过饱饮食，因为饱食后增加心脏负荷，心肌耗氧增加，应坚持少食多餐。

4. 控制总热量

心力衰竭患者摄入高热量食物，可能增加心脏负担，不利于心力衰竭恢复，当病情好转后，可逐渐增加蛋白质及热量的摄入。

5. 忌食刺激性食物

心力衰竭患者可能存在胃肠道淤血，消化功能减弱，故饮食宜清淡，应食用易消化食物，要少用生姜、辣椒、胡椒面等辛辣调味品，严禁吸烟、饮酒，不喝浓茶、浓咖啡。

6. 多吃新鲜蔬果

常吃一些新鲜蔬菜和瓜果有防止血管硬化的作用。常食用芹菜、西红柿等食物，可降低血压。

第三节　高血压合并慢性肾衰竭患者的饮食原则

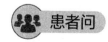

大夫，我现在患有慢性肾衰竭，水肿明显，小便又少，出院以后除了吃药，平时饮食上需要注意什么？

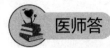 医师答

1. 限制水、盐摄入

肾脏衰竭时机体排尿减少，对体内水分和盐排泄减少，容易引起水肿及加重高血压，每日食盐量要小于 5g，根据具体情况可进一步限制食盐量、饮水量。

2. 保证充足热量

慢性肾脏病患者每日每千克体重摄入热量需求为 30～50kcal，如果热量不足，机体会消耗氨基酸来补充，增加含氮物质代谢，加重肾脏负担，不利于肾功能恢复。每日总热量来源于约 65％碳水化合物、约 30％脂肪、少量蛋白质。

3. 摄入优质蛋白质

慢性肾衰竭患者为减轻肾脏负担、改善蛋白尿、改善胰岛素抵抗应限制蛋白质摄入量，所以要选择含优质蛋白质的食物，每日蛋白质的摄入量以每千克体重 0.6～0.8g 为宜。植物性蛋白质在体内利用率低，如豆类、豆制品及坚果类，经机体代谢产生较多含氮物质，因而尽可能少食用。宜选择优质动物性蛋白，如鲜奶、蛋类、瘦肉等。

4. 补充维生素和微量元素

通过进食新鲜蔬菜及水果补充维生素和微量元素，当患者尿少、高钾时避免食用富含钾盐的食物。

第四节　高血压合并糖尿病患者的饮食原则

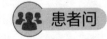 患者问

大夫，我既有高血压又有糖尿病，都告诉我要忌口，到底都不能吃什么？

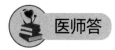

1. 控制总热量

控制总热量是高血压合并糖尿病患者饮食治疗的首要原则。由于高血压合并糖尿病的患者多为老年人，活动量较小，加之病情的需要，所以每日摄入的总热量应控制在 2200kcal 之内。

2. 减少钠的摄入

钠摄入过多可导致水钠潴留，并使醛固酮分泌过多，从而加重血管壁损害并会使血压升高，不利于高血压合并糖尿病患者的血压控制。建议患者每日摄盐量应少于 5g，少食腌制食品，减少烹调酱油、味精等量。

3. 控制脂肪摄入

摄入脂肪过多可致血管壁脂质沉积加速，促使动脉硬化，并可加大外周血管阻力，不利于控制病情。其中饱和脂肪酸摄入量应小于当日脂肪摄入总量的 10%，反式脂肪酸应小于 1%，尽量少食或不食奶油、油炸食品等。高血压合并糖尿病患者要保持低脂饮食。

4. 供给充足的维生素和无机盐

高血压合并糖尿病患者要注意补充维生素和无机盐，尤其是 B 族维生素，必要时应该给予 B 族维生素制剂，以改善神经症状。粗粮、蛋类、动物内脏和绿叶蔬菜含 B 族维生素较多。维生素 C 可改善心脏功能和血液循环，应注意补充。另外，老年人高血压合并糖尿病患者还应增加铬的摄入量，铬能够改善糖耐量，降低血清胆固醇和血脂，故应多吃含铬食物，如蘑菇等。

5. 供给充足的食物纤维

食物纤维能够降低空腹血糖、餐后血糖并改善糖耐量。此外，食物中的可溶性食物纤维有利于改善血管壁不良状态，抑制脂肪的吸收和利用。因此，患者需要增加含纤维多的新鲜蔬菜、水果、豆类及谷类等食物的摄入。

6. 供给适量的碳水化合物

高血压合并糖尿病患者每日摄入碳水化合物的比例应当低于健康人，不应超过总热量的55％。

7. 不宜饮酒

高血压合并糖尿病患者以不饮酒为宜，因为酒精除供给能量外，不含其他营养素，长期饮酒会加速动脉硬化。

第五节 对高血压合并高脂血症患者有益的食品

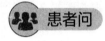

大夫，我最近体检化验血脂高，大夫说少吃油腻食品，哪些食物可以食用且有益于降压、降脂呢？

医师答

1. 山楂

山楂中所含的三萜类和黄酮类成分有扩张血管、降低血压、降低血清胆固醇、加强心肌功能的作用。山楂中含有的维生素C在防治动脉硬化、减肥、降脂、抗衰老方面具有重要的作用。山楂的多种制剂具有明显的降脂作用，对治疗胆固醇和甘油三酯的增高有良好效果，是降脂复方中常用的药物。

2. 香菇

香菇有降压、降脂、抗病毒、抗癌等多种作用。香菇中的脂肪以不饱和脂肪酸为主，多数为亚油酸，它是香菇降压、降脂、防治动脉粥样硬化的重要物质。此外，香菇中含有的香菇嘌呤等核酸物质能促进胆固醇的分解和排泄，常食用能降低胆固醇及甘油三酯。香菇中所含的纤维素能促进肠胃蠕动，减少肠道对胆固醇的吸收。

3. 马齿苋

马齿苋含有丰富的亚麻酸，它是一种不饱和脂肪酸，具有抑制体内血胆固醇和甘油三酯生成的功能，能防治冠心病和高脂血症。亚麻酸可使血管内皮细胞合成的前列腺素增多，还可使血栓素 A2 减少，从而降低血液黏稠度，预防血栓形成。马齿苋中富含钾盐，其可以扩张血管壁，阻止血管壁增厚，因而能降低血压，还可降低卒中的发生率。

4. 苹果

苹果中含有大量苹果酸和果胶，能分解脂肪，降低胆固醇。苹果酸和果胶在肠道中能和胆酸结合，阻止胆酸被重新吸收进入血液，使胆酸含量减少，还可使胆固醇向胆酸的转换增加，从而降低胆固醇含量。

5. 大蒜

大蒜含有大蒜素，能抑制和杀灭多种细菌，可以降低血清中的胆固醇和甘油三酯，防治动脉硬化。大蒜中的蒜氨酸和环蒜氨酸是降血脂的有效成分。大蒜所含的苷类能使高血压患者的血压明显降低。由于大蒜中的有效成分在加热后会失去作用，所以大蒜以生食为佳。但不宜多食，过量食用会对胃黏膜产生刺激损害。

6. 黄豆

黄豆被誉为"豆中之王"。黄豆的营养成分比较齐全，具有很高的营养价值。黄豆除含有丰富的蛋白质和脂肪外，还含有丰富的卵磷脂、钙、铁、磷、维生素 B_1、维生素 B_2、维生素 E、维生素 A、叶酸等营养成分。黄豆中蛋白质含量为 35%～40%，500g 黄豆的蛋白质含量相当于 1000g 猪瘦肉或 5500g 鸡蛋或 6000mL 牛奶的含量，所以黄豆有"植物肉""绿色的牛乳"之称。黄豆中的脂肪含量为 15%～20%，以不饱和脂肪酸居多，有降低胆固醇、软化动脉血管等作用。所以，黄豆被营养学家推荐为防治高血压、冠心病、动脉粥样硬化等疾病的理想食品。

黄豆作为高血压患者的优质食品，具有健脾宽中、润燥利水、活血解毒的功效，所以对瘀血阻络型、脾虚肝旺型高血压患者尤为适宜。黄豆中含有一种胰蛋白酶抑制素，会影响人体内胰蛋白酶的消化作用，所以整颗黄豆难以消化，但经过加工的豆制品，破坏了这种物质，就比较容易消化了，因此食用黄豆应以豆制品为主，如豆腐、豆浆、豆腐干等。

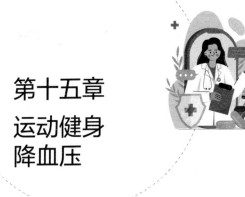

第十五章
运动健身
降血压

专家提示

　　每个参加运动的人特别是中老年人和高血压患者在运动前最好了解一下自己的身体状况，以决定自己的运动种类、强度、频度和持续运动时间。具体项目可选择快步行、慢跑、打太极拳、游泳等。运动强度必须因人而异，按科学锻炼的要求，常用运动强度指标可用运动时最大心率 180（或 170）减去年龄，如 50 岁的人运动心率为 120～130 次/分。运动频度一般要求每周 3～5 次，每次持续 20～60min 即可。

第一节 高血压患者要掌握的运动原则

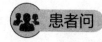 患者问

大夫，我现在体重、血压都超标，每次运动一会就坚持不下来，怎样科学运动减肥、降压？

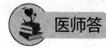 医师答

1. 运动强度的掌握

运动的强度可根据个人对运动的反应和适应程度，采用每周 3 次或隔日 1 次，或每周 5 次等不同的间隔周期。一般认为若每周运动低于 2 次，效果不明显。若每天运动，则每次运动总量不可过大，要求运动后第 2 天感觉精力充沛、无不适感为宜。高血压患者运动时一般以低、中运动强度为宜，高强度运动患者发生运动高血压比率明显高于低、中强度患者。所以，高血压患者应掌握好运动强度。合适的运动强度一般维持在运动时每分钟的心跳次数在 170－年龄的数字左右，或者可以参考下面的公式：

一次运动量的"最高心跳速率"＝(220－年龄)×85％

一次运动量的"最低心跳速率"＝(220－年龄)×60％

而介于最高与最低心跳速率之间的数值，即为此次运动最适当的强度。

此外"主观感觉"是另一种判定运动强度的方法，如在运动中心跳加快，微微出汗，但仍可讲话，主观感觉有点累。"客观表现"为呼吸加快，微喘但仍可与人交谈，表示此次运动强度适当。

2. 运动项目的选择

常见的运动形式主要为有氧运动，还包括力量练习、柔韧性练习。有氧运动是高血压患者最基本的运动方式，包括步行、快走、慢跑、做健身操、游泳、骑自行车等。可根据自身情况及喜好选

择。一般轻、中度高血压，心、脑、血管靶器官未严重受损者，可进行正常的运动。重度高血压患者同时合并心、脑、血管等靶器官损害严重者，如运动量过大会发生危险，高血压患者在进行运动时，要动静结合，适可而止，同时还应将运动与药物治疗配合起来，这样才能取得一定的效果。

3. 运动时间和频率

清晨血压常处于相对高水平，建议选择下午或傍晚进行运动。研究发现在一定范围内运动时间与降压效果呈正相关。建议每次运动坚持 30min，逐渐增加运动时间，如不能坚持，可多次、小量、累计完成运动总时间。运动降压的效果可持续 2～3 天，如果停止运动，该降压效果可在 14 天左右消失，所以建议每周至少进行 3～5 次重复运动锻炼。

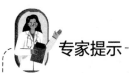专家提示

高血压患者要避免晨练

1. 运动防止意外

高血压患者在进行运动锻炼时，注意不要做动作过猛的低头弯腰、体位变化幅度过大以及用力屏气的动作，以免发生意外。老年人由于患有多种慢性病，运动锻炼时更应注意，最好在医师的指导下进行锻炼。

外出结伴为好，有什么意外可以及时通报。不可空腹运动，活动需要能量，缺少能量可引起心律失常，甚者猝死。不可憋尿，憋尿可引起全身不适，使交感神经发生暂时紊乱，血压会明显上升。

2. 清晨运动应注意

为避免加重病情，清晨不宜进行有一定强度的体育活动。这虽然与我国大多数地区群众运动锻炼的习惯时间不一致，但从科学健身的角度，尤其是心血管疾病患者的健康体育运动效

果来看，上午 9:00～11:00 或下午 4:00～6:00 运动效果较好。
有雾时不宜运动。

第二节　运动疗法对高血压患者的好处

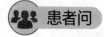

大夫，我最近一直在坚持运动，一直控制不好的血压竟然控制平
稳了，是运动可以降压吗？

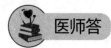

高血压患者在运动方面，需要严格注意，如不适当运动，不仅
会加重病情，严重者还可危及生命。适度运动有利于降压，但在运
动过程中要注意运动方法、运动时间、运动强度等。有学者调查研
究，坚持体育锻炼或坚持体力劳动的人与相同年龄组不坚持体育锻
炼或很少参加体力劳动的人相比，后者高血压发病率为前者的 3
倍。运动主要通过以下机制改善血压水平。

1. 调节神经机制

长期神经过度紧张或情绪激动，会导致支配心血管系统的中枢
神经调节发生问题而引发高血压。坚持运动，可使高血压患者情绪
安定、心情舒畅，使紧张、焦虑情绪得以缓解，调节自主神经功
能、降低交感神经兴奋性，使全身处于紧张状态的小动脉得以舒
张，静息心率下降，从而促使血压下降。

2. 调节激素分泌

长期坚持运动疗法的高血压患者，通过全身肌肉运动，肌肉血
管纤维逐渐增大增粗，血流量增加，管腔增大，管壁弹性增强，这
些改变均有利于血压下降；运动还可减低交感神经兴奋性，使儿茶

酚胺、肾上腺素、肾素、醛固酮分泌降低，舒血管物质分泌增多，如前列腺素，能促使血管扩张，血液循环加快，尿钠排泄增加，有利于血压的控制。

3. 改善内皮功能

高血压可损伤血管内皮功能，导致缩血管物质生成增加，有效运动可改善血管内皮功能，促进舒血管物质释放，如一氧化氮、前列环素，促进降压。

4. 降低高血压危险因素

运动可控制体重、改善胰岛素抵抗、促进机体代谢、改善打鼾等，降低高血压发病危险因素，有益于血压的控制。

第三节　散步降血压

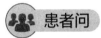

大夫，我习惯每天晚餐后去散步，这样运动可以降压吗，散步应该注意什么？

俗话说"饭后百步走，活到九十九"，散步是一项简单而有效的有氧运动锻炼方式，宜在餐后 30min 后进行，适用于各期高血压患者，特别适合于老年人及肥胖者。大量临床实践表明，散步不易受伤、动作柔和，能促进机体的新陈代谢，对防治高血压有显著作用，是高血压患者的首选运动方式。

散步时间可选择在黄昏或睡前进行，每天 1～2 次，每次 10～30min。在空气比较清新的户外进行轻松而有节奏的散步，能使大脑皮质处于紧张状态的细胞得以放松，可促进血液循环、缓解血管痉挛、促使血压下降，并可减肥、降血脂，减少或延缓动脉粥样硬化的发生。

散步时应穿舒适的运动鞋子，循序渐进增加运动量。散步分为慢速、中速、快速。慢速以每分钟 60～70 步为宜；中速以每分钟 80～90 步为宜；快速为每分钟 90 步以上，每小时步行 4000 米。对于合并心、脑、肾病变的高血压患者，选择快速散步应慎重。散步的同时可进行有节奏的摆臂扩胸动作，以增加胸廓活动，调整呼吸。

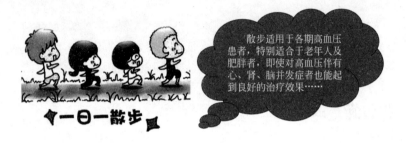

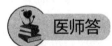

第四节　慢跑有助于降血压

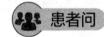

大夫，怎样运动有利于降压，我习惯每天跑步半小时，这样可以降压吗？

医师答

慢跑简便易行，是人们最常用的防病健身手段之一。慢跑时的供氧比静止时多 8～10 倍，能使心脏和血管得到良性刺激，可有效地增强心肺功能和耐力。适当地慢跑，可增强腿力，对全身肌肉，尤其是对下肢的关节、肌肉有明显的锻炼效果。慢跑能减轻体重，降低血脂，有助于降低血压。同时，慢跑可提高机体代谢功能，调节大脑皮质功能，使人精神愉快，促进胃肠蠕动，增强消化功能，改善或消除高血压患者的头晕头痛、失眠等症状。因此，慢跑适宜于轻度高血压患者。至于有心、脑、肾并发症及年龄过大的高血压患者，不宜慢跑。慢跑之前应稍减一些衣服，做3～5min的准备活动，如活动一下脚、踝关节及膝关节，伸展一下肢体或做片刻徒手体操，之后由步行逐渐过渡到慢跑。

慢跑时令全身肌肉放松，两手微微握拳，上臂和前臂肘关节屈曲成90°左右，上身略向前倾，两臂自然下垂摆动，腿不宜抬得过高，身体重心要稳，呼吸深长而均匀，与步伐有节奏的配合。

慢跑应先从慢速开始，起初距离可短一些，要循序渐进，可根据具体情况灵活掌握慢跑的速度和时间，运动量以心率每分钟不超过120次、全身感觉微热而不感到疲劳为度。慢跑的速度一般以每分钟100～120米为宜，时间可控制在8～15min。

跑步时，最好用鼻呼吸，避免用口呼吸，以免引起咳嗽、恶心、呕吐。此外，还要注意呼吸频率要与步伐协调，一般是两步一吸，两步一呼，也可以三步一呼一吸。

慢跑应选择空气新鲜、道路平坦的场所进行，不要在饭后立即跑步，也不宜在跑步后立即进食。慢跑后及时用干毛巾擦汗，换衣服。慢跑中若出现呼吸困难、心悸、胸痛、腹痛等症状，应立即减速或停止跑步，必要时可到医院检查诊治。

第五节　放风筝利于降血压

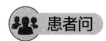

大夫，我喜欢在天气好的时候去野外放风筝，这算运动吗，对控制血压有帮助吗？

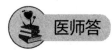

放风筝是一项简单易行的保健运动，能有效地缓解高血压症状，可以延长人寿命，特别适合于老年人及肥胖者。

在空气比较清新的户外放风筝，能使大脑皮质处于紧张状态的细胞得以放松，可促进血液循环、缓解血管痉挛，可减肥、降血脂，减少或延缓动脉粥样硬化的发生。

放风筝时挺胸抬头、左顾右盼，这样就可以保持颈椎、脊柱的肌张力，同时可以保持韧带的弹性和脊柱关节的灵活性，还可以增强骨质代谢，增强脊柱的代谢功能，既不损伤椎体，又可以预防椎骨和韧带的退化。

放风筝可以舒展筋骨、活动四肢，还有助于降压，是非常适合高血压患者的运动项目，从中医角度讲，放风筝可释放压抑的情绪、排除浊气、顺畅清气，使气息顺畅，从而起到降压作用。从西医角度说，放风筝时精神专注，可排除杂念、心情放松，血压自然会下降。

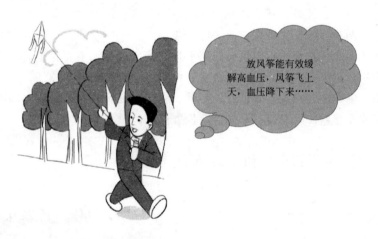

放风筝能有效缓解高血压，风筝飞上天，血压降下来……

第六节　打太极拳降血压

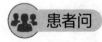患者问

大夫，我每天坚持打太极拳，身体柔韧性不错，这对血压有什么影响吗？

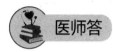

打太极拳适合1、2期高血压患者以及高血压合并冠心病的患者采用，在治疗高血压的自然疗法中占有重要地位。

太极拳具有预防疾病，益寿延年的价值，能使气血调和、阴阳既济，可以用来防治冠心病、高血压等疾病。有研究表明高血压患者打完一套太极拳后，收缩压可下降 10～15mmHg。有医师对药物治疗4周后舒张压仍然高于 12.3kPa（96mmHg）的42例高血压患者，在药物治疗血压相对稳定的基础上，嘱其进行太极拳锻炼1年后，头昏、头痛等自觉症状明显改善者达 80%，降压总有效率为 64.2%，显效率（舒张压下降大于 2.7kPa）为 2.14%。

练太极拳的动作要领有以下几点。

① 练习太极拳，首先要心静，思想上排除各种杂念，无思无虑，全神贯注，专心练拳。

② 练拳过程中必须身体和精神放松，以减少机体的生理负担，减少疲劳，协调动作，轻便自如，上要沉肩坠肘，下要松腰松胯，躯体不得僵直板滞。

③ 含胸拔背时胸部略微内收而不挺直，含胸自能拔背，使气沉丹田。

④ 一般说来，吸气时动作为开、提、收；呼气时动作为合、沉、伸，避免屏息。呼吸自然、均匀，有利于气沉丹田。

⑤ 练太极拳的各种动作，必须以腰为中轴，腰部应始终保持中正直立，虚实变化均以腰部为轴心进行转动，所以练拳中腰宜正直、放松。

⑥ 练拳过程中要尽量使上肢、下肢、躯体各部位协调运转。身架高低要始终如一，在"起势"时便要决定高、中、低，各种动作应上下相随，前后呼应，一动百动，周身协调，速度均匀。

⑦ 整套太极拳动作应连绵不断，轻柔自然，要手随足运，足随手运，一气呵成，做到意到、眼到、身到、手到、步到，一个动

作的结束，恰好是下一个动作的开始，似行云流水，连绵不断。

第七节　游泳可以降血压吗

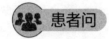

大夫，我有高血压，吃药控制得很好，这种情况能去游泳吗，会不会影响血压？

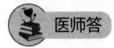

游泳不仅能全面提高人的心肺功能，还能有效地缓解大脑的紧张程度，具有预防和治疗高血压的作用。游泳时由于水的浮力，使下肢关节及韧带的负担减轻，尤其适合于老年人及肥胖患者。

一些原发性高血压1期的患者，症状并不严重，是可以游泳的。但由于游泳的运动量较大，故每次游泳的时间不宜过长。早期高血压患者，症状比较明显时，最好不要游泳，以免发生脑卒中等风险。

此外，继发性高血压患者，在原发病未治愈前也不宜游泳。游泳时水的拍打、振动对身体是一种很好的按摩作用，水的低温是一种自然的冷水浴，水的压力对胸部是很好的锻炼，能提高呼吸功能，改善肺组织弹力和新陈代谢，可增强人体的免疫功能。游泳还可以加快胆固醇的分解，减少胆固醇在血管壁中的沉积，对中年人的动脉粥样硬化所造成的高血压、心绞痛、心肌梗死、脑动脉硬化等病有良好的辅助作用。

游泳前要做好热身活动，用冷水擦浴，做徒手操、肢体伸展运动，使肌肉关节活动开，防止受伤及意外事件发生。患有严重高血压、心脏病、肺结核、精神病、肺气肿和癫痫等病者不宜游泳。